婴幼儿口腔保健

顾问 白玉兴
主编 刘敏 赵梅

科学技术文献出版社
·北京·

图书在版编目（CIP）数据

婴幼儿口腔保健 / 刘敏, 赵梅主编. -- 北京：科学技术文献出版社, 2025. 3. -- ISBN 978-7-5235-2266-0

Ⅰ. R788-44

中国国家版本馆CIP数据核字第2025CJ2112号

婴幼儿口腔保健

策划编辑：王黛君　　吕海茹　责任编辑：吕海茹　责任校对：彭　玉　责任出版：张志平

出　版　者	科学技术文献出版社
地　　　址	北京市复兴路15号　邮编　100038
编　务　部	（010）58882938，58882087（传真）
发　行　部	（010）58882905，58882868
邮　购　部	（010）58882873
官 方 网 址	www.stdp.com.cn
发　行　者	科学技术文献出版社发行　全国各地新华书店经销
印　刷　者	北京地大彩印有限公司
版　　　次	2025年3月第1版　2025年3月第1次印刷
开　　　本	880×1230　1/32
字　　　数	62千
印　　　张	4
书　　　号	ISBN 978-7-5235-2266-0
定　　　价	39.80元

版权所有　违法必究

购买本社图书，凡字迹不清、缺页、倒页、脱页者，本社发行部负责调换

编委会

顾　问　白玉兴

主　编　刘　敏　赵　梅

副主编　柳　静　宋子琦

绘　图　宋子琦　张　宁

编　委（按姓氏拼音排序）

陈　薇　侯　玮　林晓华　刘　敏　柳　静

苗江霞　任　雯　宋子琦　王　荣　杨立娜

张　辉　赵　进　赵　梅

前言

亲爱的读者朋友们，欢迎翻开这本《婴幼儿口腔保健》。作为父母或婴幼儿照护者，您一定希望为孩子提供最好的呵护。口腔健康是孩子健康成长的重要基石，而您科学有效的照顾对孩子的口腔健康具有决定性作用。婴幼儿时期的口腔护理不仅关乎牙齿的健康，更影响着孩子的营养摄入、语言发育和心理健康。

面对孩子口腔护理中的种种疑问和挑战，许多家长常常感到困惑和无助。本书旨在为您提供全面、实用的婴幼儿口腔保健指南。我们收集了家长们在日常生活中最常见的百余个问题，涵盖了从乳牙萌出、口腔清洁、饮食习惯到常见口腔疾病的预防与处理等方方面面。每一个问题都经过精心梳理，力求用通俗易懂的语言为您解答疑惑，并提供科学、可行的建议。

我们深知，每一个孩子都是独一无二的，他们的成长过程也充满了不同的需求和挑战。因此，本书不仅提供了基础的口腔护理知识，还结合了实际案例和专业建议，帮助您更好地应对各种特殊情况。

希望这本书能成为您育儿路上的得力助手,让您在孩子的口腔健康管理中更加从容自信。孩子的微笑是世界上最治愈的风景,而守护这份微笑,正是我们这本书的使命。愿每一个孩子都能拥有健康的牙齿和灿烂的笑容!

感谢您的信任与支持,愿我们共同为孩子的健康成长保驾护航!

刘 敏 赵 梅

2025 年 2 月

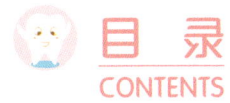

孕妈妈口腔护理篇

第一章 口腔常识，早知道 — 2

- 为什么不要带着牙病怀孕？ — 2
- 为什么孕期更容易患口腔疾病？ — 3
- 孕妈妈的口腔疾病会影响胎儿吗？ — 4
- 孕妈妈不健康的生活方式会影响胎儿吗？ — 5
- 爸爸妈妈的牙齿不好会遗传给宝宝吗？ — 6
- 孕期口腔健康饮食原则是什么？ — 7
- 孕期如何选择有利于胎儿牙齿发育的食物？ — 8
- 如何保障孕妈妈的口腔健康？ — 9
- 为什么牙周炎会引起孕妈妈早产？ — 10
- "坐月子"不能刷牙，真的吗？ — 10

- 孕期如何做好口腔护理？　　　　　　　　　　　11
- 孕妈妈用什么牙膏有讲究吗？　　　　　　　　　14
- 孕早期刷牙容易恶心、呕吐怎么办？　　　　　　15

第二章　口腔问题，怎么办　　　　　　　　16

- 孕早期（孕1～3个月）出现口腔问题怎么办？　　16
- 孕中期（孕4～6个月）出现口腔问题怎么办？　　16
- 孕晚期（孕7～9个月）出现口腔问题怎么办？　　17
- 为什么在孕期龋病变严重了？　　　　　　　　　17
- 孕妈妈为什么容易发生牙龈出血？　　　　　　　18
- 孕妈妈刷牙出血怎么办？　　　　　　　　　　　19
- 牙齿矫治期间怀孕了，怎么办？　　　　　　　　20
- 孕期牙周炎、龋病疼痛对胎儿有影响吗？　　　　20
- 什么是妊娠期牙龈炎？　　　　　　　　　　　　21
- 孕妈妈出现牙龈增生是怎么回事？　　　　　　　21
- 孕期出现牙龈增生，生完宝宝后会缓解吗？　　　22
- 孕期智齿发炎怎么办？　　　　　　　　　　　　23

- 孕期牙疼怎么办？　　　　　　　　　　　24
- 孕期可以拔牙吗？　　　　　　　　　　　25
- 孕期拍X线牙片会不会影响胎儿？　　　　25
- 孕期治疗牙病使用局部麻醉药会不会影响胎儿？　26

宝宝口腔护理篇

第三章　乳牙常识，不可不知　　　　　28

- 宝宝什么时候开始出牙？　　　　　　　　28
- 宝宝一共有多少颗乳牙？几岁能长齐？　　29
- 宝宝什么时候会"换牙"？　　　　　　　30
- 宝宝乳牙有问题会影响生长发育吗？　　　31
- 乳牙萌出晚是因为缺钙吗？　　　　　　　32
- 奶瓶可以用到什么时候？　　　　　　　　33
- 要给宝宝选一个安抚奶嘴吗？　　　　　　33
- 0~3岁宝宝经常生病会导致以后牙不好，是真的吗？　35

第四章　乳牙清洁，不可忽视　　36

- 宝宝没出牙之前需要进行口腔清洁吗？　36
- 喂奶后如何清洁宝宝口腔？　37
- 宝宝出牙后如何清洁口腔？　37
- 给宝宝刷牙应该注意些什么？　38
- 宝宝不配合刷牙怎么办？　39
- 如何观察牙齿是否刷得干净？　40
- 宝宝牙刷怎么选择？　41
- 宝宝是否适合使用电动牙刷？　42
- 0~3岁的宝宝需要用牙线吗？　42
- 如何正确使用牙线？　42
- 给宝宝用牙线，牙缝会变大吗？　44
- 宝宝应该使用什么样的牙膏？　44
- 氟化泡沫有毒吗？牙齿涂氟家长能自己操作吗？　45
- 医生怎么进行涂氟？宝宝会疼吗？　46
- 涂氟能代替补牙吗？　47
- 使用含氟漱口水有用吗？　48

- 除了刷牙，还有哪些方法可以保护牙齿？　　48
- 宝宝需不需要洗牙？　　49
- 良好的口腔卫生习惯应该如何培养？　　50
- 各阶段宝宝如何进行口腔护理？　　51

第五章　乳牙问题，专家解答　　53

- 宝宝什么时候应该进行口腔检查？　　53
- 哪些机构可以对 3 岁以下宝宝进行口腔治疗？　　54
- 宝宝那么小能配合看牙吗？　　55
- 为什么宝宝看牙需要去很多次？　　56
- 宝宝拍摄 X 线牙片对智力有影响吗？　　56
- 使用麻醉药甚至行全身麻醉对宝宝大脑有影响吗？　　57
- 为什么即使好好刷牙也会发生龋病？　　57
- 乳牙变黑就是龋齿吗？应该如何处理？　　58
- 龋风险评估有必要吗？　　60
- 乳牙为什么更容易患龋病？　　60
- 乳牙可以做窝沟封闭吗？窝沟封闭对身体有害吗？　　61

- 补完牙为什么要定期复查? 62
- 乳牙补牙为什么总是脱落? 63
- 乳牙有神经吗?乳牙"杀神经"对恒牙有影响吗? 64
- 什么是奶瓶龋?怎么预防奶瓶龋? 64
- 乳牙反正也会脱落,乳牙龋可以不治吗? 65
- 乳牙龋严重是否需要拔牙? 67
- 乳牙龋是否会影响恒牙的生长? 68
- 宝宝为什么老塞牙? 68
- 宝宝牙缝很大,为什么? 69
- 替牙期需要注意什么? 70
- 什么是乳牙滞留?什么是乳牙早失? 71
- 宝宝也会得牙周病吗? 72
- 宝宝出现乳牙外伤,家长应该如何处理? 73
- 多生牙怎么处理? 74
- 鹅口疮是什么? 74
- 手足口病在口腔中的表现是什么? 75
- 新生宝宝含不住乳头是舌系带短吗? 76

- 舌系带过短有什么不良影响？　　　　　　　　77

第六章　科学喂养，助牙健康　　　79

- 乳牙萌出与宝宝营养有关吗？　　　　　　　　79
- 消化不良与用牙习惯有关吗？　　　　　　　　80
- 哪些饮食习惯对牙齿有利？　　　　　　　　　80
- 0～3岁宝宝饮食应注意哪些问题？　　　　　　81
- 吃母乳的宝宝也会得龋病吗？　　　　　　　　82
- 吃夜奶对牙齿有哪些影响？　　　　　　　　　83
- 如果没办法断夜奶，怎么做对牙齿最好？　　　84
- 牛奶对牙齿有损害吗？　　　　　　　　　　　84
- 纯果汁对牙齿有害吗？　　　　　　　　　　　85
- 碳酸饮料对牙齿有哪些损害？　　　　　　　　86
- 宝宝爱吃甜食，如何预防龋病？　　　　　　　87
- 宝宝吃坚果类食物需要注意什么？　　　　　　87
- 什么是婴儿型吞咽？会造成什么样的不良后果呢？　88

第七章 早期矫治，科学干预

- 什么样的错𬌗畸形需要早期矫治呢? ... 89
- 爸爸妈妈的牙都很齐，为什么宝宝的牙会不齐? ... 90
- 宝宝应该几岁开始看正畸医生? ... 91
- "乳牙迟早会被恒牙替换，乳牙早失不用管"对吗? ... 92
- 乳恒牙早失需要使用间隙保持器吗? ... 93
- 宝宝替牙期牙齿不齐，以后会自然排齐吗? ... 94
- 门牙有缝，什么时候开始做矫治? ... 95
- 宝宝爱咬笔有什么危害? ... 96
- 宝宝爱吃手有什么危害? ... 96
- 宝宝吮咬唇、颊或吮咬物品有什么危害? ... 98
- 如何纠正不良吮咬习惯? ... 99
- 宝宝爱吐舌头有什么危害? 如何干预? ... 100
- 口呼吸有什么危害? ... 101
- 什么是腺样体面容? ... 102
- 为什么有的宝宝看起来一边脸大一边脸小? ... 103
- 什么是深覆𬌗? 什么是深覆盖? 需要矫治吗? ... 104

- "地包天"什么时候开始矫治? 105
- "龅牙"什么时候开始矫治? 106
- 夜间磨牙症需要处理吗? 106
- 如何正确看待错𬌗畸形的早期矫治? 107

后记   109

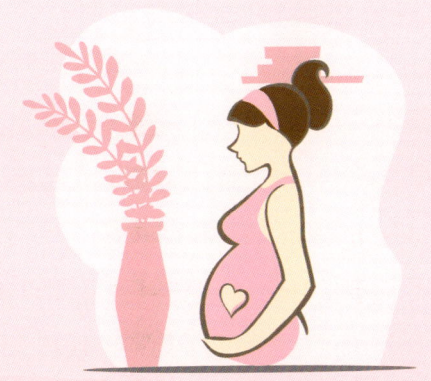

孕妈妈口腔护理篇

第一章 口腔常识,早知道

为什么不要带着牙病怀孕?

怀孕后激素水平的改变使孕妈妈更容易罹患口腔疾病,而孕妈妈常因为害怕治疗或害怕治疗过程对宝宝造成不良影响而延缓口腔治疗,从而导致口腔疾病加重。

孕期口腔疾病不仅会引起孕妈妈口腔局部的疼痛、肿胀,还会引发全身的感染,从而影响孕妈妈的饮食、睡眠甚至全身健康,还可能对胎儿造成不良的影响。

因此,育龄女性孕前应做一次全面口腔检查,及时发现口腔疾病,尽早治疗,不要带着牙病怀孕。

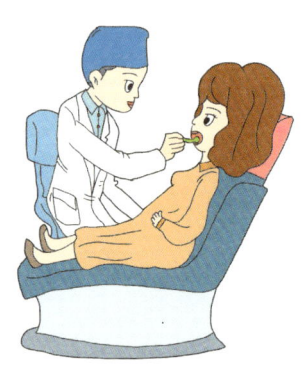

孕前口腔检查

为什么孕期更容易患口腔疾病？

孕期常见的口腔疾病有妊娠期牙龈炎、牙周炎、龋病、智齿冠周炎。怀孕后更容易患这些口腔疾病的原因有以下几点。

（1）激素水平的改变：怀孕后体内的雌激素，尤其是黄体酮水平上升，会使牙龈中血管增生，血管的通透性增加，易诱发牙龈炎，称作妊娠期牙龈炎。在孕前就患有牙龈炎或牙周炎的女性，怀孕后炎症会更加严重。体内雌激素水平的变化会持续到产后42天，之后才会逐渐恢复正常。

（2）妊娠反应：如果妊娠反应严重，经常呕吐，会使唾液呈酸性，从而导致牙齿表面容易发生酸蚀与脱钙。

（3）饮食习惯的改变：孕妈妈易偏食、爱吃酸甜食物，食量增加，进食频率增加，原有生活方式改变，这些均会增加牙齿的患龋风险。

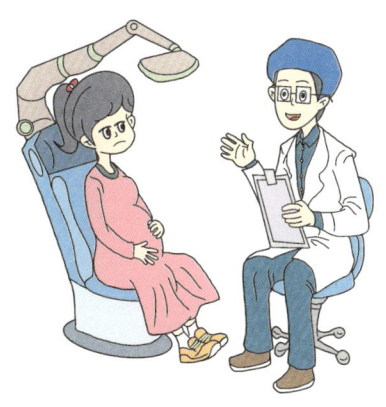

（4）口腔卫生不良：孕妈妈由于妊娠反应或行动不便，容易忽视口腔卫生保健，从而增加罹患口腔疾病的风险。

孕妈妈的口腔疾病会影响胎儿吗？

孕妈妈的口腔疾病会影响胎儿的健康，任何影响孕妈妈口腔健康的局部和全身因素，都有可能对宝宝口腔器官的形成和正常发育产生影响。

比如，患牙周病的孕妈妈出现早产和低体重新生儿的风险大大增加。

又比如，孕妈妈有未经治疗的龋病，宝宝出生后，母子之间的密切接触行为易使妈妈口腔中的致龋菌传给宝宝，将来宝宝发生龋病的危险性也会大大增加。

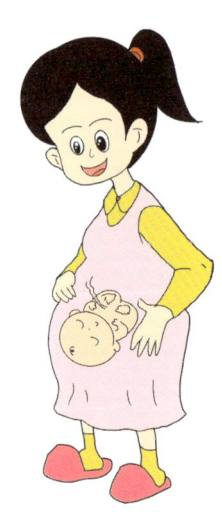

孕妈妈不健康的生活方式会影响胎儿吗？

孕妈妈一些不健康的生活方式和行为会对胎儿的健康造成影响。

比如，吸烟、饮酒会对胎儿造成伤害。烟草中的一些有害物质容易造成胎儿早产或流产，还会使胎儿发育畸形，比较常见的口腔颌面部畸形为唇裂（也就是大家常说的兔唇）、腭裂。酒精也会导致胎儿颌面部发育畸形，造成胎儿早产和流产。

药物也是"惹祸精"。孕妈妈不要轻易用药，必要时应在医生指导下服药，因为很多的药物都可能通过胎盘进入胎儿血液循环，导致胎儿畸形。例如，四环素类药物可对牙齿的矿化产生影响。

因此，孕妈妈要戒除不良生活习惯，避免有害因素侵袭。

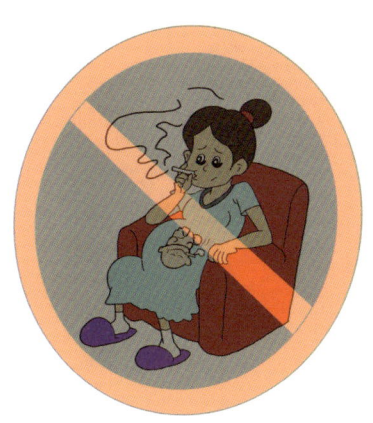

爸爸妈妈的牙齿不好会遗传给宝宝吗?

宝宝的牙齿形态、结构及牙齿排列会受到爸爸妈妈基因遗传的影响。比如,爸爸妈妈牙齿的大小、牙齿排列不齐、反𬌗有可能会遗传给宝宝。

宝宝牙齿发育的好坏会受母体环境的影响。在牙齿的发育阶段,母体不良的机体状态可导致胎儿牙齿发育出现不可逆的改变,如牙齿钙化不全、牙釉质发育不全等。这些发育不良会导致牙齿抗酸能力差,从而容易患龋病。

需要强调的是,宝宝牙齿的好坏还与后天口腔卫生习惯、饮食习惯密切相关。爸爸妈妈的不良口腔卫生习惯会影响宝宝的口腔卫生习惯,从而影响宝宝的口腔健康。因此,家长要以身作则,帮宝宝从小养成良好的口腔卫生习惯及饮食习惯。

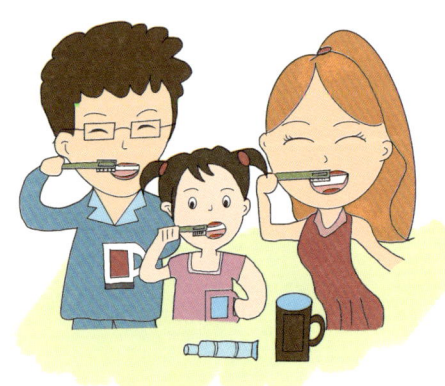

孕期口腔健康饮食原则是什么?

孕期饮食的合理安排对确保母婴健康、减少口腔疾病发生有重要的意义。孕期饮食建议如下。

(1) 注意膳食营养平衡:补充适量的蛋白质,保证充足的钙、磷、微量元素和维生素的摄入,有利于胎儿面部和牙齿的正常发育。

(2) 规律饮食:减少两餐之间的进食次数,尽量少吃甜、黏、软的食物,喝白开水,进食后及时漱口,在不具备口腔清洁条件时,可以通过咀嚼木糖醇口香糖来帮助清洁口腔,降低患龋风险。

(3) 避免不良刺激:远离烟酒、槟榔等不良刺激,慎重用药。用药应在医生指导下进行。

孕期如何选择有利于胎儿牙齿发育的食物？

孕妈妈要摄取足够的营养，包括蛋白质、各种维生素、钙、磷和其他必要的微量元素，以利于胎儿的发育、骨骼和牙齿的形成与钙化。在选择食物时要注意平衡膳食，选择有利于身体健康的食物。

孕早期，应摄取优质蛋白质，以及足够的钙、磷和维生素A等营养物质，否则可能会影响宝宝乳牙抵抗龋病的能力。

孕中期，胎儿乳牙胚开始钙化，因此应加强对钙、磷等无机物和维生素A、维生素D等的摄入。

孕晚期，建议孕妈妈经常喝牛奶，吃蛋黄、海带、虾皮、豆制品等含钙丰富的食品，以及动物瘦肉、肝脏等含磷丰富的食品，平时可以多晒太阳。

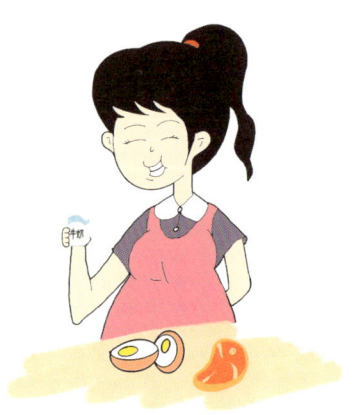

如何保障孕妈妈的口腔健康？

（1）在怀孕前进行口腔检查，接受专业的口腔健康指导，积极治疗已有的口腔疾病，发现危险因素及时去除（如及时拔除有隐患的智齿）；进行一次全面口腔清洁护理，做一次龈上洁治术（俗称洗牙）。

（2）孕期坚持使用含氟牙膏，早晚刷牙；每天使用牙线；进食或呕吐后及时漱口。

（3）坚持良好的饮食习惯，规律合理饮食，减少含糖食物的摄入。

（4）孕期一旦发生口腔问题尽早就医，配合医生控制病情的进展。

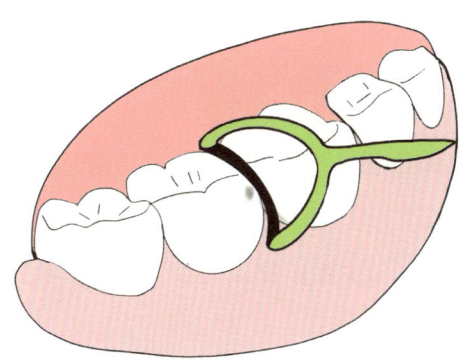

为什么牙周炎会引起孕妈妈早产？

牙周炎特别是重度牙周炎引起低体重儿、早产儿的概率比较高。牙周炎引起的炎症反应可能会增加宫缩的频率和强度，导致孕妈妈早产。牙周组织的炎症还可能通过血液循环扩散到子宫，从而影响胎儿的健康生长。因此，孕期应特别注意牙周健康，及时治疗牙周病，以降低早产的风险。

"坐月子"不能刷牙，真的吗？

准妈妈可能会被告诫：月子里千万不能洗澡、不能刷牙、不能沾水。难道"坐月子"真的需要滴水不沾吗？

众所周知，月子期间是产妇补充营养、恢复身体的阶段。在此期间，产妇进食次数会明显增多，如果不注意口腔卫生，口腔疾病很可能会乘虚而入。因此"坐月子"期间产妇不仅可以刷牙，还应加强口腔卫生保健，使用含氟牙膏早晚认真刷牙，进食后及时漱口，每天使用牙线清理牙间隙中的食物残渣，维护好口腔健康。

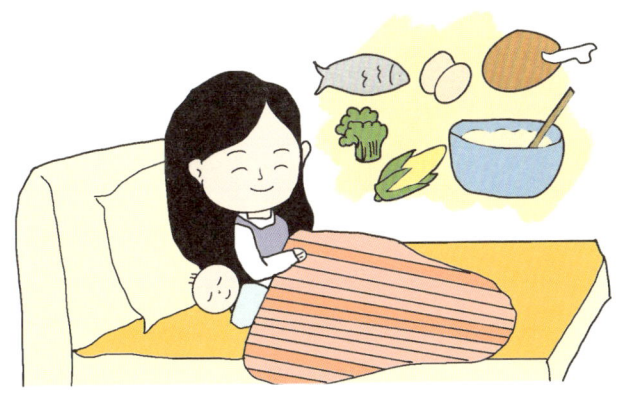

孕期如何做好口腔护理?

(1) 孕期及产后要坚持每天进行 2 次有效刷牙,每次进食后要漱口。

(2) 一般情况下,孕妈妈应当选择软硬适中的保健牙刷;患有牙周病的孕妈妈,可以选择软毛牙刷;有些孕妈妈在孕早期会有妊娠反应,刷牙时容易恶心、呕吐,可以选择刷头比较小的牙刷,以减少刷牙时对咽部的刺激,而且小头牙刷在口腔中转动比较灵活。如果发现牙刷"炸毛"应及时更换。

(3) 建议使用含氟牙膏,每次用量为豌豆粒大小。

(4) 刷牙推荐水平颤动拂刷法。先将牙刷头放置于牙颈部,刷毛指向牙根方向，与牙齿长轴呈45°，轻微加压，使刷毛部分进入龈沟，部分置于牙龈上。从后牙颊侧以2～3颗牙为一组开始，用短距离水平颤动的动作在同一个部位数次往返，然后将牙刷向牙冠方转动，拂刷颊面。刷完第一个部位后，将牙刷移至下一组2～3颗牙的位置重新放置，注意与前一部位保持有重叠的区域。按顺序刷完上、下颌牙齿的唇（颊）面和舌（腭）侧。刷咬合面时，刷毛指向咬合面，稍微用力前后短距离来回刷。建议每次餐后刷牙，晚上睡前刷牙必不可少，每次2～3分钟，保证每颗牙齿的每个牙面都刷到，彻底清除牙菌斑。

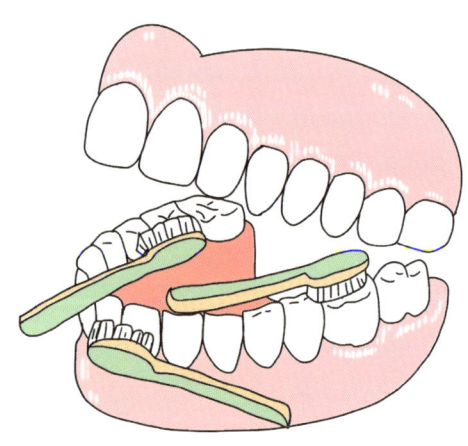

(5) 建议每天至少使用1次牙线，牙线可以有效清洁牙间隙，去除嵌塞的食物。初次使用可以选用牙线棒，熟练后可以选用卷轴式牙线。

(6) 如果牙龈反复出血或出血现象断断续续、时轻时重，应该及时就医。

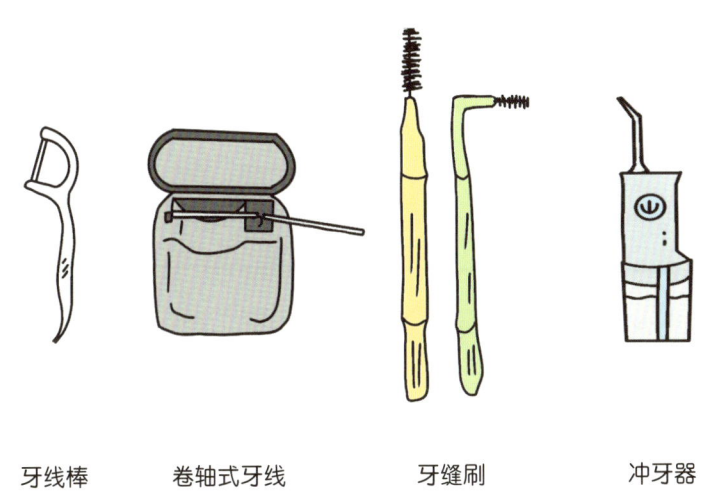

牙线棒　　卷轴式牙线　　牙缝刷　　冲牙器

孕妈妈用什么牙膏有讲究吗？

从怀孕那一刻起，很多孕妈妈就开始把自己的日用品默默换成孕妇专用品，那么需要使用孕妇专用牙膏吗？其实大可不必，孕妈妈只需使用含氟牙膏，掌握正确的刷牙方法即可。

孕期由于孕妈妈进食次数会增加，加上有的孕妈妈会出现孕吐反应，牙齿的患龋率增加，所以建议孕妈妈使用含氟牙膏。含氟牙膏中的氟离子可以提高牙齿的抗酸能力，减少细菌对牙齿的侵害，从而达到预防龋病的目的。

有的孕妈妈可能对含氟牙膏中的氟有所顾虑，担心胎儿以后的牙齿变成氟斑牙。其实含氟牙膏中的氟仅仅在口腔局部发挥作用，只要刷牙后将嘴里的牙膏泡沫吐出，吸收到孕妈妈体内的氟是微乎其微的，可以忽略不计。

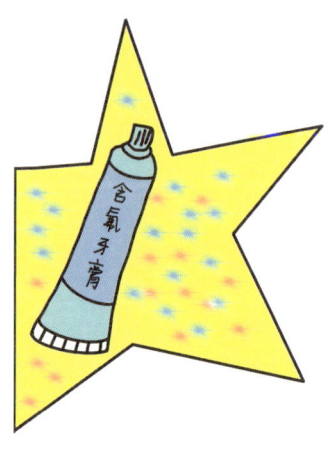

孕早期刷牙容易恶心、呕吐怎么办？

孕早期多伴有妊娠反应，刷牙容易恶心，可按照以下方法保持口腔的清洁。

（1）选择妊娠反应较轻的时间段刷牙、用牙线，睡前刷牙后不再进食。

（2）使用长柄、小头牙刷，刷牙幅度减小一些，头稍稍低下来。

（3）使用泡沫少和味道温和的牙膏。

（4）孕妈妈若呕吐严重或需经常进食，可在医生的指导下使用含氟漱口水，以增加牙齿抗龋能力。

孕中期及孕晚期，多数孕妈妈的妊娠反应已缓解，早晚应坚持采用正确的方法认真有效地刷牙，进食后漱口，最大限度地保持口腔卫生。

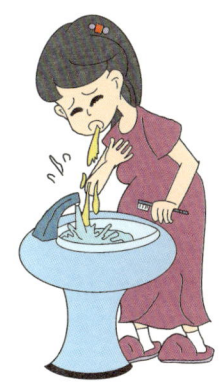

第二章 口腔问题，怎么办

孕早期（孕1~3个月）出现口腔问题怎么办？

口腔出现问题及时就医是毋庸置疑的，不仅在孕早期，孕期全程都应如此。相信医生会凭借专业知识，兼顾口腔治疗和胎儿安全两个方面，帮助孕妈妈应对口腔问题。当然孕妈妈一定要提前告知医生自己正处于孕期。

孕早期是胎儿重要器官形成的时期，在确保孕妈妈和胎儿全身安全的前提下，可做一些应急处理和治疗。

孕中期（孕4~6个月）出现口腔问题怎么办？

孕中期是孕妈妈解决口腔问题相对安全的时期，在此期间可以进行一些口腔治疗，包括补牙、根管治疗、洗牙、拔牙等。在充分防护下，孕妈妈可拍摄X线牙片，也可以使用安全的局部麻醉药物。

孕晚期(孕7~9个月)出现口腔问题怎么办?

孕晚期进行口腔治疗会增加流产或早产的风险,加上胎儿的不断长大,影响母亲的行动和体位,更不便于进行口腔治疗。

在此期间若出现口腔问题,同孕早期一样,一般仅做应急处理;必要时在医生的指导下,可服用对胎儿比较安全的药物来控制口腔的急性炎症、缓解疼痛。

为什么在孕期龋病变严重了?

有些孕妈妈在孕期喜欢吃酸的或甜的食物,不仅吃得多而且吃得频繁;有些孕妈妈因身体原因频繁出现恶心、呕吐、反酸的情况。这些均能改变口腔环境,为致龋菌的定植提供有利条件,进而导致龋病进展更快。

孕期如果放松对口腔健康的重视和维护,没有及时进行有效的口腔清洁,必然会加速龋病的进展。

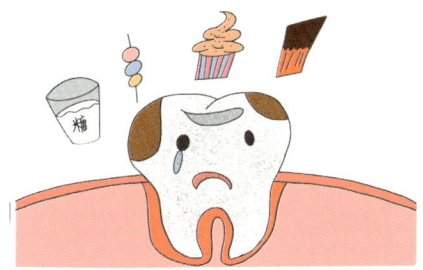

孕妈妈为什么容易发生牙龈出血？

妊娠本身不会引起牙龈出血。牙龈出血是因为牙龈炎，其直接原因是口腔卫生状况不佳（牙菌斑、牙面上的软垢及牙齿周围的牙石等局部刺激没有清除）。

另外，孕妈妈体内激素水平改变，牙龈组织的敏感性增加，也会使孕妈妈比较容易发生牙龈出血。

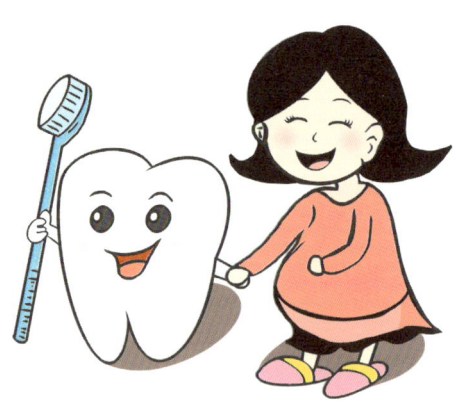

孕妈妈刷牙出血怎么办？

孕妈妈刷牙出血是牙龈炎的表现，而造成牙龈炎的最主要原因是牙菌斑、牙石、软垢等所致的口腔卫生状况不佳。怀孕后孕妈妈体内雌激素水平升高，会让牙龈组织对不良刺激的敏感性增强，更容易在牙菌斑的刺激下发生炎症。

孕妈妈可以采取的防止牙菌斑积聚的措施是坚持每天有效刷牙，不能因为刷牙出血而放弃刷牙。如果认真刷牙后出血情况不缓解，可以到医院进行专业的口腔检查或必要的牙周治疗。

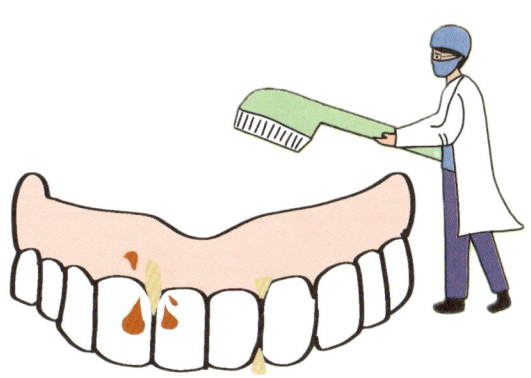

牙齿矫治期间怀孕了,怎么办?

怀孕不会影响正畸治疗。

但需要注意的是,正畸期间由于口内矫治器的存在,更不容易做好口腔护理,而且为了保证正畸治疗的效果,正畸期间对口腔卫生的要求也更高。

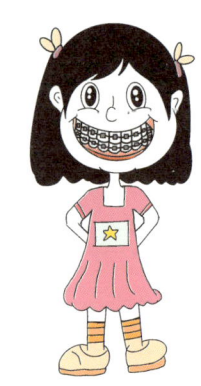

因此如果在牙齿矫治期间怀孕了,应更加注重口腔卫生,使用含氟牙膏,坚持使用牙线及洗牙器等,保障口腔健康。

孕期牙周炎、龋病疼痛对胎儿有影响吗?

口腔疾病引起的疼痛,有时是非常剧烈的。这种剧烈疼痛往往会刺激子宫,引起宫缩,导致妊娠并发症风险增加,严重时对胎儿有不利影响。

另外,孕妈妈因牙齿疼痛导致无法正常进食、营养摄入不足,也会影响胎儿的健康。

什么是妊娠期牙龈炎?

妊娠期牙龈炎是指妊娠期女性发生的牙龈组织的炎症性疾病。它与细菌的感染和孕激素水平的变化有关,这些感染和变化使得牙龈原有的炎症加重,表现为牙龈红肿、质地松软,轻轻碰一下就很容易出血。

不是所有孕妈妈都会发生妊娠期牙龈炎的,如果能保持良好的口腔卫生,消除局部刺激因素,妊娠期牙龈炎的发病风险就会大大降低。

孕妈妈出现牙龈增生是怎么回事?

孕妈妈出现牙龈增生是牙周组织的炎症表现。激素水平的变化会导致牙龈炎、牙周炎患病风险增加,激素水平变化会持续到产后 42 天。孕妈妈体内的雌激素水平上升,尤其是黄体酮水平上升,会使牙龈中血管增生、血管的通透性增强,更容易在牙菌斑的刺激下诱发牙周组织的炎症,称作妊娠期牙周炎。

在孕前就患有牙龈炎或牙周炎的女性,怀孕后炎症会更加严重,牙龈会出现明显增生、肿胀,刷牙时容易出血。个别的牙龈还会增生至肿瘤状,称为妊娠期牙龈瘤,此时极易出血,严重时还会妨碍进食。

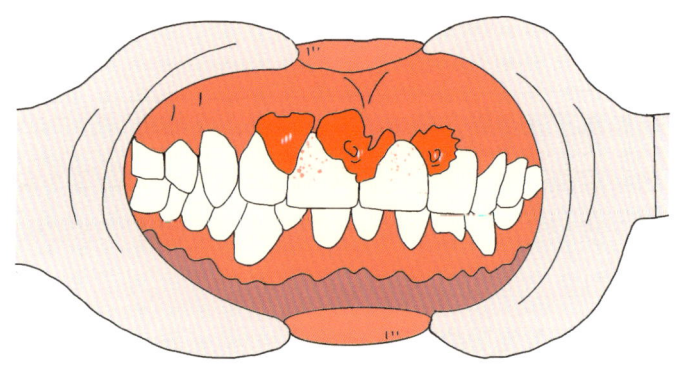

孕期出现牙龈增生，生完宝宝后会缓解吗？

牙菌斑是孕期牙龈增生的主要原因，孕期激素水平的变化是妊娠期牙龈增生或妊娠期牙龈瘤的主要促进因素。妊娠期牙龈增生及妊娠期牙龈瘤可出现在孕期的任意阶段，最常出现于孕早期或孕中期，分娩后随着激素水平的下降，牙龈增生及牙龈瘤可以缓解，但常常不能痊愈。

孕期出现牙龈增生可以进行口腔牙周治疗，若增生牙龈肿大、出血严重、干扰咀嚼或者分娩后症状仍不消退，则考虑手术切除。

孕期智齿发炎怎么办？

由于萌出位置不足，智齿（即第三恒磨牙）不能完全萌出，被牙龈或颌骨覆盖，阻生智齿与牙龈之间存在较深的间隙（医学上称为"盲袋"），易存留食物残渣，导致细菌滋生而直接引起急、慢性炎症，即智齿冠周炎。

智齿冠周炎的好发年龄为 20～35 岁，恰好是育龄女性怀孕的高峰期。孕期激素水平变化、妊娠反应（恶心、呕吐、反酸）、刷牙恶心、刷牙不认真、疏于口腔卫生管理等原因导致智齿周围细菌更易滋生和存留，因而更容易发炎。孕期智齿冠周炎的发病率较正常人高出数倍。

孕期智齿发炎，应该及早到医院控制炎症，在医生的指导下合理使用抗生素，必要时拔除智齿；而且平时要认真刷牙，加强口腔清洁，做好口腔护理。

孕期牙疼怎么办？

孕期牙疼不能等、不要拖，及时就医有利于保障母子生命安全。孕妈妈在全身健康状况良好的前提下，整个孕期都可以接受口腔治疗，医生会综合考虑孕妈妈的情况做安全的、必要的诊治。

牙病诊治时，可能会涉及X线牙片和局部麻醉，孕妈妈会担心X线牙片和局部麻醉对胎儿不利。其实，孕期拍X线牙片和做局部麻醉对胎儿和母亲都是安全的。拍X线牙片时，医生会给孕妈妈做好防护，腹部盖上铅裙；进行局部麻醉时，医生会严格控制药物用量。

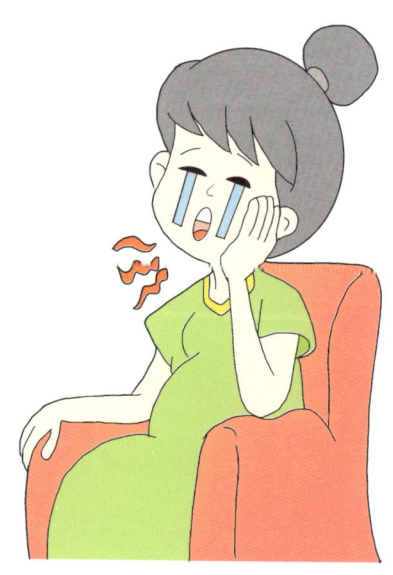

孕期可以拔牙吗？

对于不太复杂的拔牙，在孕妈妈全身健康状况良好的前提下，建议安排在孕中期进行。

原则上孕期不建议进行过于复杂的拔牙。但对于严重影响孕妈妈身体健康的患牙，是可以拔除的。当然在拔牙之前，医生会进行仔细的评估，必要时在妥善的监护下进行拔牙。

孕期拍 X 线牙片会不会影响胎儿？

拍摄 X 线牙片是口腔科医生诊断疾病常用的重要辅助技术，医生拍摄 X 线牙片时会在做好充分防护的前提下进行（如在腹部盖上铅裙），将孕妈妈接收辐射的剂量降到最低。

目前没有临床证据证明诊断性 X 线照射检查会导致身体损害。美国牙科协会明确指出口腔诊断性数字化 X 线照射检查在孕期是安全的。

孕期治疗牙病使用局部麻醉药会不会影响胎儿？

口腔疾病本身以及口腔治疗时的机械、物理、化学刺激都会造成疼痛，疼痛有可能导致孕妈妈宫缩、精神紧张、睡不好觉等，这些都会影响胎儿正常的生长发育。有牙病不治、硬扛、放任疼痛，后果可能很严重；而合理的治疗能够控制疾病，缓解牙痛。

合理使用局部麻醉药可以有效缓解或消除口腔疾病及其治疗带来的疼痛。控制疼痛，可以有效缓解孕妈妈的"牙科焦虑症"，增加治疗的舒适度，让牙科治疗更顺利、痛苦更小、疗效更好；而且局部麻醉药代谢很快，规范应用不会产生人体危害。没有证据表明局部麻醉药对孕妈妈及胎儿有不良影响。

因此，孕期牙科治疗时应当听从专业医生的建议，合理使用局部麻醉药。

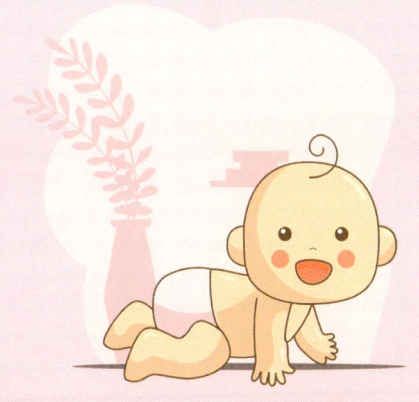

宝宝口腔护理篇

第三章 乳牙常识，不可不知

宝宝什么时候开始出牙？

牙齿的萌出是有一定的时间和顺序的，宝宝一般从 6~7 月龄开始出牙，发育早的宝宝可以从 4 月龄左右开始出牙。牙齿萌出的先兆往往是宝宝口水开始变多、喜欢咬东西、牙龈变得有点红肿、突然间烦躁、食欲缺乏。大多数宝宝先出下牙再出上牙，左右同名牙对称萌出。

每个宝宝都是独一无二的，所以乳牙萌出的时间也是存在个体差异的，婴儿出生后 1 年内萌出第 1 颗乳牙都属于正常范围。如果超过 1 岁仍未见第 1 颗乳牙萌出，超过 3 岁乳牙还没有完全萌出，通常被认定为乳牙迟萌，需要就医查找原因。

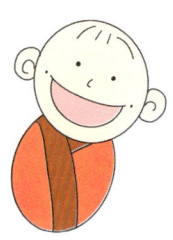 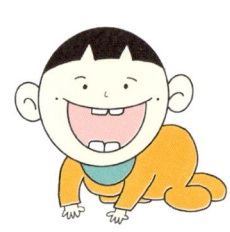 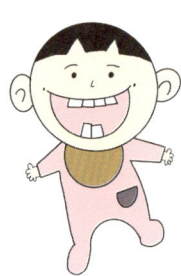

宝宝一共有多少颗乳牙？几岁能长齐？

乳牙共有20颗，上下颌各10颗。2岁半～3岁全部长齐。

如果宝宝1岁了还没有长出第1颗乳牙或者刚出生不久就长牙了，建议到医院让医生检查判断是否正常。

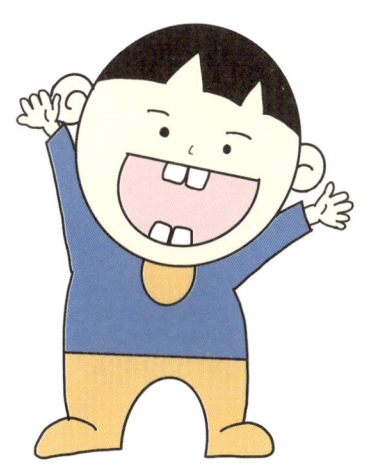

宝宝什么时候会"换牙"?

一般从 6 岁左右开始,随着宝宝生长发育,乳牙逐渐出现松动、脱落,直到 12 岁左右乳牙、恒牙陆续替换完成,宝宝换牙会贯穿整个小学时期。乳牙脱落通常是从下颌中切牙开始,然后依次是上颌中切牙、下颌侧切牙、上颌侧切牙、磨牙和尖牙。所以 6 ~ 12 岁,口内既有乳牙又有替换完成的恒牙,被称为混合牙列期。

值得注意的是,在宝宝 6 岁左右的时候,会从口腔最里面长出 1 颗"新牙"——六龄齿,上下左右各 1 颗,它是第一恒磨牙,是不会被替换的,是口腔内存留时间最长的恒牙。

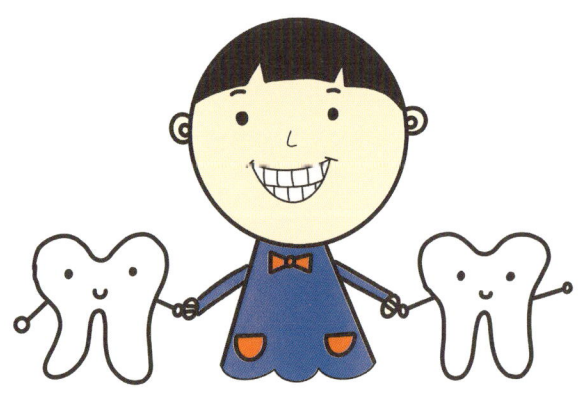

宝宝乳牙有问题会影响生长发育吗？

宝宝乳牙有问题是会影响生长发育的。宝宝乳牙很重要，家长一定要重视乳牙健康！

健康的乳牙有良好的咀嚼功能，可以把食物嚼烂，有利于肠道进一步消化、吸收食物，为宝宝生长发育提供充分的营养。

健康的乳牙可以为恒牙替换预留间隙，引导恒牙萌出方向。比如，乳牙发生龋病或是因龋缺失，邻牙会发生移位使恒牙萌出间隙不足，新长的牙齿就会不齐。

健康的乳牙有助于宝宝心理健康，有助于宝宝正确发音、保持自信。在幼儿园体检中我们发现，因乳牙问题而发音不准的宝宝，以及前牙大范围龋坏、牙齿发黑明显的宝宝，大多数缺乏自信，不愿主动与人沟通。

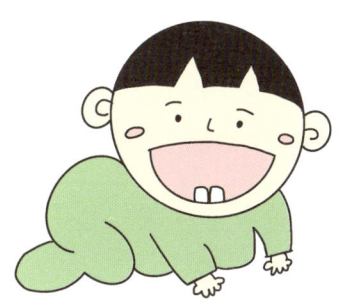

乳牙萌出晚是因为缺钙吗?

宝宝出牙的早晚和多重因素相关,其中与遗传因素和环境因素关系最为密切。个体间也存在很大差异,一般情况下,女孩比男孩出牙早;宝宝的身高、体重发育偏上者出牙早。

如果宝宝1岁了还没有长牙,宝妈们就要引起重视了,要带宝宝到医院查找一下原因。不建议因为出牙的早晚,盲目补钙。

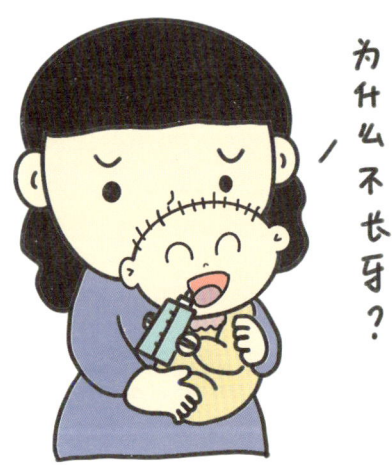

奶瓶可以用到什么时候？

奶瓶龋是宝宝最常见的口腔问题，频繁吃夜奶和含着奶瓶睡觉等不良习惯是导致奶瓶龋的主要原因。宝宝1岁半左右应停止使用奶瓶，可以通过吸管杯逐步过渡到使用广口杯。及时停止使用奶瓶喝奶、喝白开水可以有效预防奶瓶龋的发生。

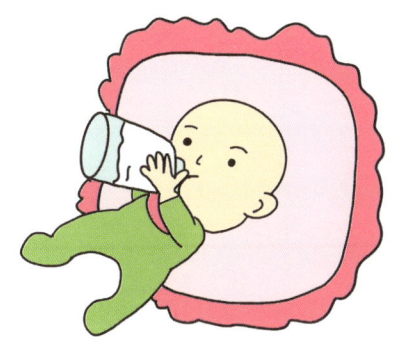

要给宝宝选一个安抚奶嘴吗？

在孕婴童用品商店中，经常可以看到各式各样的安抚奶嘴。很多人以为安抚奶嘴可以安抚宝宝情绪，减少宝宝哭闹，是绝对的哄娃神器。更有甚者认为让宝宝叼一个颜色、质地和形状都很出众的安抚奶嘴是一种时尚。但是，儿童保健专家和口腔专家都不建议使用安抚奶嘴，特别是长期使用，原因如下。

第一，安抚宝宝是家长选择安抚奶嘴的核心目的，而安抚宝宝最有效的方式是家长的陪伴，这也是任何其他物品或者形式所不能代替的。

第二，有一些研究表明，新生儿使用安抚奶嘴"可能"会有减少婴儿猝死综合征、刺激非营养性吮吸、缓解新生儿疼痛等益处。但这些研究的结论大都是"可能"，不是"一定"；而且这些研究背后往往与安抚奶嘴厂商有千丝万缕的联系。

第三，也有专家认为新生儿使用安抚奶嘴会干扰母乳喂养，特别是婴儿早期的纯母乳喂养。按照"刺激非营养性吮吸"或"缓解新生儿疼痛"的说法，婴幼儿出生后应该尽快给安抚奶嘴，但这绝对不利于开奶和纯母乳喂养。

第四，现在有充分的证据表明，宝宝牙齿萌出后，如果使用安抚奶嘴的时间过长，会影响牙齿的发育，比如牙齿变形或开𬌗，或者宝宝腭弓变高、上下嘴唇变形。

因此，安抚奶嘴，最好不用。如果已经开始用了，也不用太紧张，趁着牙齿还没有变形，慢慢停掉就可以。如果牙齿有轻微变形，一般停掉安抚奶嘴后能慢慢恢复，必要时需到口腔科就诊。

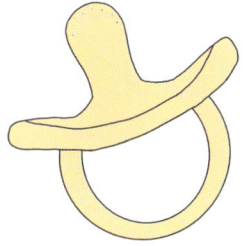 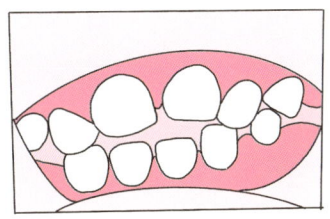

0～3岁宝宝经常生病会导致以后牙不好，是真的吗？

婴幼儿时期是恒牙基质形成和钙化的关键时期，如果宝宝经常生病或全身健康状况不佳等可能影响恒牙的发育、钙化。

恒牙胚在胚胎4个月左右发育，出生时除第一恒磨牙少部分牙尖钙化外，其余的恒牙胚均在出生后开始钙化。很多患过高热性疾病或代谢性疾病的宝宝，恒牙萌出后牙釉质发育不全的发病率较高。当牙釉质发育不全时，牙齿可能出现颜色和形态上的异常，影响恒牙的美观及功能。

第四章 乳牙清洁,不可忽视

宝宝没出牙之前需要进行口腔清洁吗?

宝宝一出生就要开始做口腔清洁了。即使宝宝还没有出牙,但每次哺乳后和宝宝睡觉前建议轻轻擦拭宝宝口腔。家长可以将柔软干净的纱布缠在食指上,蘸温水,由口角一侧进入宝宝口内,由上到下、由左到右,按照一定的顺序早晚各擦拭一次。

口腔清洁开始得越早,对日后宝宝刷牙习惯的培养越有帮助。

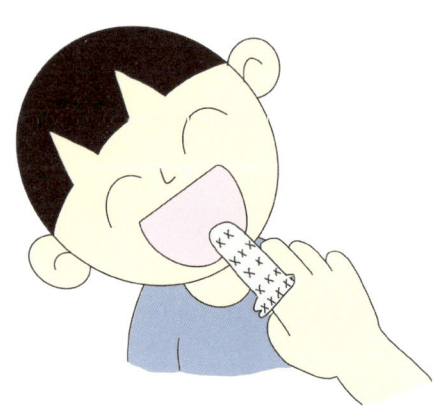

喂奶后如何清洁宝宝口腔？

喂奶后，以及宝宝睡觉前，家长可以将柔软干净的纱布缠在食指上，蘸温水，轻轻擦拭宝宝口腔黏膜、牙床，清除附着在颊侧、舌头上面的乳凝块及食物残渣，早晚各 1 次。清洁口腔的同时家长还可以给宝宝按摩牙龈，缓解由出牙带来的不适感。如果小宝宝不配合，或者不方便进行口腔清洁，至少应该在每次喂奶结束后给宝宝喝几口白开水或者漱口。

宝宝出牙后如何清洁口腔？

宝宝 6 月龄左右萌出第 1 颗牙时，就要开始"正式"地刷牙了。此时，宝宝还小，家长可以继续用干净的纱布或者指套牙刷擦拭牙面、按摩牙床。

随着宝宝的成长以及牙齿的不断萌出，家长应及时、尽早使用普通牙刷帮助和指导宝宝刷牙：家长面对面坐下、膝盖对着膝盖，宝宝平躺在家长腿上，在可直视的情况下帮助宝宝刷牙。刚开始宝宝哭闹是很正常的现象，家长不要因为宝宝哭闹而停止刷牙，给宝宝一段适应的时间，他就会配合并喜欢刷牙啦！

宝宝再大些，家长可以站在宝宝后侧面，一手托住其下颌，使其头稍向后仰，另一手握住宝宝的手一起刷牙。另外，只要两颗牙齿有接触就要开始使用牙线了。

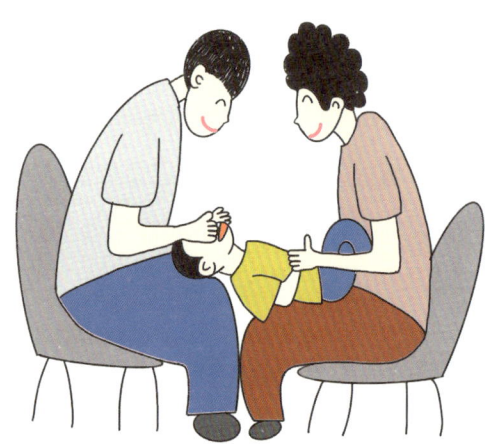

给宝宝刷牙应该注意些什么？

（1）刷牙体位：正确的体位有利于防止宝宝头部乱动，让家长在看清每颗牙齿的前提下刷牙，不会误伤宝宝并保证刷牙效果。刷牙体位的选择有两个要点。第一，宝宝的头要有依靠或者能固定住，不能乱动；第二，家长的眼睛要能看到宝宝的牙齿，看到正在刷的位置。可以选择让小宝宝躺在沙发上，或是家长抱在胸前，或是两位家长取膝对膝位、让小宝宝躺在腿上；大宝宝可以选择家长后侧位站立法刷牙。

（2）刷牙的力量：刷牙的目的是去除牙菌斑，而牙菌斑只有通过机械性摩擦才能去除干净，所以刷牙要有适当的力度，最好能听到"嚓嚓嚓"的刷牙声音，同时以宝宝没有不舒服的感觉为准。

（3）刷牙时一定要用一根手指保护唇系带，以免误伤而引起疼痛，导致宝宝不再愿意配合刷牙。

宝宝不配合刷牙怎么办？

刷牙行为开始的越早，宝宝越容易配合。刚开始刷牙时，不要过于强调刷牙效果和刷牙时间，建议在宝宝情绪比较稳定、身体状况比较好的时候，用做游戏的方式分次帮助宝宝刷牙。比如，每天晚上睡觉前家长刷牙时，叫上宝宝一起玩"小鱼吐泡泡"的游戏，吸引并指导宝宝刷牙，循序渐进地培养宝宝的刷牙习惯。刷牙时宝宝哭闹是很正常的现象，建议家长不要因为宝宝哭闹就停止刷牙。

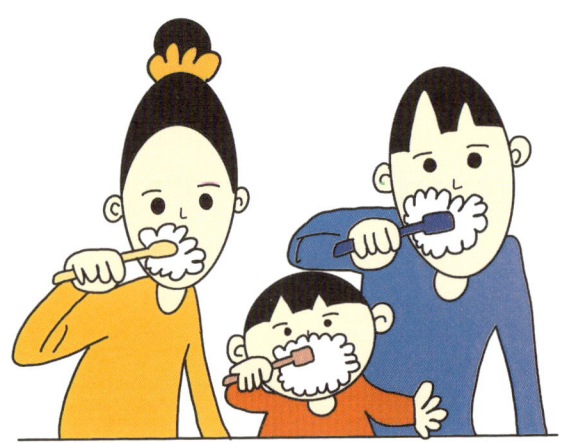

如何观察牙齿是否刷得干净?

(1)自我观察:用镜子观察牙齿的表面,洁净的牙齿表面应该是光滑的,没有牙菌斑及食物残渣;或者用舌头舔牙齿的内侧面,如果光滑洁净,就说明牙齿刷得很干净。

(2)使用菌斑显示剂:菌斑显示剂用可食用染料制成,可使牙菌斑着色,便于肉眼辨认哪些位点清洁不彻底,这些位点就是今后刷牙时重点清洁的区域。

宝宝牙刷怎么选择？

超市里的牙刷品种琳琅满目，选择适合宝宝不同年龄段的刷牙工具很重要。

牙刷的选择：牙刷的刷头大小与宝宝两颗大门牙的宽度基本一致；牙刷的刷毛长短与宝宝1颗大门牙的高度基本一致；刷毛软硬适中。不建议选择超软毛牙刷，因为使用此类牙刷不能达到刷干净牙齿的目的。

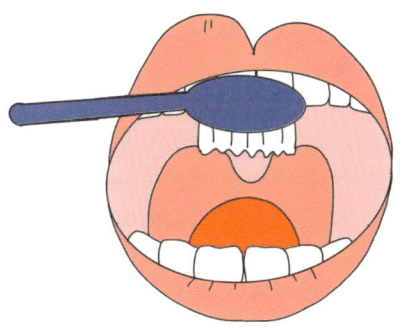

牙刷的更换：如果从牙刷背面看过去，在刷头的两侧可以看见刷毛就要更换牙刷了。

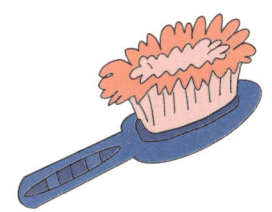

宝宝是否适合使用电动牙刷?

宝宝的口腔黏膜娇嫩，手部精细动作发育不成熟，而电动牙刷振动频率高，贸然使用可能会增加误伤牙龈或牙齿的风险。因此，通常不建议 6 岁以下的宝宝使用电动牙刷。

0 ~ 3 岁的宝宝需要用牙线吗?

只要相邻两颗牙齿之间有接触就可以使用牙线了。由于乳牙形态和排列的特点，宝宝更容易塞牙。而刷牙只能清洁牙齿的里面、外面和咬合面，对于清洁牙缝没有太好的效果，而牙缝是乳牙最容易发生龋坏的位置，尽早使用牙线可以降低邻面龋的发生率。

如何正确使用牙线?

牙线分为卷轴式牙线和牙线棒两种。以卷轴式牙线为例，取一段长 15 ~ 20 cm 的牙线，将其两端各绕在左右手的中指上；用一手拇指和另一手食指绷直牙线，相距 1 ~ 1.5 cm，将此段牙线轻轻放进牙缝，并通过两牙的接触点；如果牙缝较紧不易通过，可做小幅度水平拉锯式动作；将牙线紧贴牙面并进入牙龈缘以下，呈 "C" 形包绕牙齿，上下移动刮除牙面上的食物残渣及牙菌斑，每个牙面重复 3 ~ 4 次。

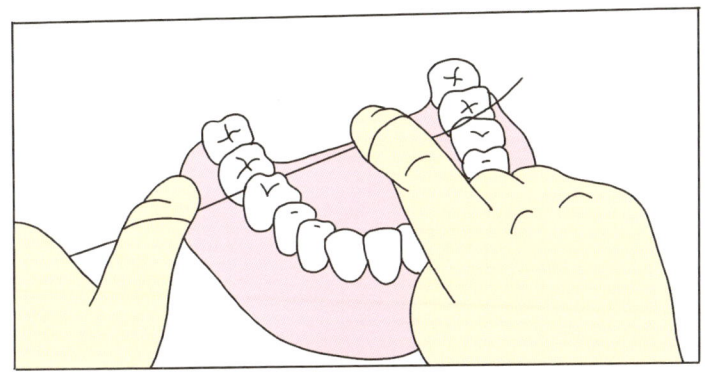

卷轴式牙线

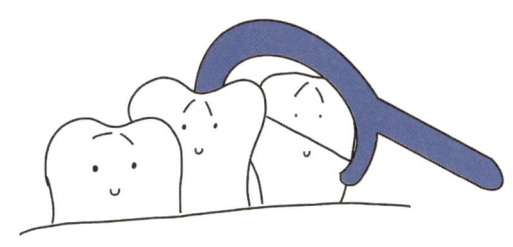

牙线棒

给宝宝用牙线，牙缝会变大吗？

大多数牙线是由尼龙丝制成的，通过紧致的牙缝时会变得很细，进而能有效地清除两颗牙齿之间的牙菌斑和食物残渣，对宝宝牙缝的龋坏有很好的预防效果。正确使用牙线是不会让牙缝变大的，牙齿排列越紧密牙线使用越重要。

随着生长发育，牙齿本身不会变大，但是宝宝的脸会变大，颌骨会随之变大、变宽，牙齿逐渐出现缝隙。这时的缝隙并不是使用牙线造成的，而是正常生长发育所致。所以使用牙线是不会让牙缝变大的。

宝宝应该使用什么样的牙膏？

宝宝从开始刷牙就可以用牙膏，只要用牙膏就建议使用含氟牙膏。

含氟牙膏预防龋病的效果是肯定的，目前在市场上已经很普及。用含氟牙膏刷牙可以使龋病患病率降低 24%，含氟牙膏中的氟化物可以使牙齿更加坚硬，在增加牙齿抗酸能力的同时修复受损的牙齿。

我国市场上成人含氟牙膏的浓度是 1000 mg/kg 左右，因此，宝宝用成人含氟牙膏也是可以的。牙膏用量推荐：3 岁以内大米粒大小，3 岁以上豌豆粒大小。只要根据宝宝年龄段掌握好用量，即便不小心误咽了牙膏，也不会影响宝宝身体健康。

不推荐使用可吞咽牙膏，因为其不仅达不到预防龋病的目的，还容易让宝宝养成吃牙膏的习惯，这样就不好了。

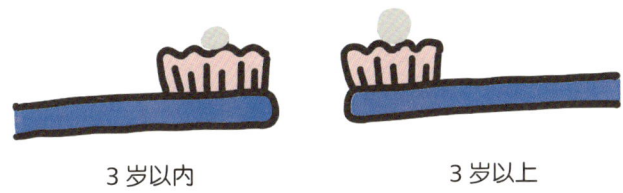

3 岁以内　　　　　3 岁以上

氟化泡沫有毒吗？牙齿涂氟家长能自己操作吗？

氟化泡沫是一种富含氟离子、无毒的泡沫，目前常用的氟化泡沫的含氟浓度为 1.23%，远远高于含氟牙膏浓度。牙齿涂氟需由口腔专业人员操作，定期应用于幼儿园的孩子或龋病高危群体以防龋。

除了含氟牙膏可以自行使用外，其他如含氟凝胶、氟化泡沫、氟保护漆等不建议家长自行使用，使用前需咨询医生，由专业医生操作，避免出现由使用不当造成的氟中毒等不良现象。

医生怎么进行涂氟？宝宝会疼吗？

涂氟所用材料一般包括氟化泡沫和氟保护漆，涂氟化泡沫的操作相对简单，由医师将泡沫挤到合适的托盘里，宝宝咬住托盘4分钟即可。

涂氟保护漆步骤包括3步：医生首先需要清洁牙面；然后进行隔湿和干燥；最后用小毛刷或棉签将氟涂料涂在牙齿上。清洁牙面时，宝宝如果能配合，可以坐在牙椅上，医生用小毛刷帮助清洁；宝宝如果不能配合，也可以通过刷牙的方式进行清洁。

注意，涂氟结束后半小时内不要喝水；4小时内不要吃东西，小宝宝如坚持不到4小时，建议至少2小时内不要吃东西；晚上不要刷牙，让氟涂料与牙齿充分接触。

涂氟不会引起宝宝疼痛，涂氟操作简单，是预防龋病的有效方法之一。

涂氟周期由宝宝患龋风险来确定：如果宝宝已经有龋病或是存在高风险因素，每年涂氟2～4次；存在龋病低风险因素的宝宝，建议每年涂氟2次。

涂氟能代替补牙吗？

不论是涂氟化泡沫还是涂氟保护漆，都不能代替补牙。

龋病是一种慢性、进行性、破坏性疾病，牙齿一旦有破坏只有通过补牙的方式才能阻止其进展并恢复牙齿外形，提高咀嚼功能。

涂氟可以使牙齿更坚硬，减慢牙齿龋坏的速度，但是不能让牙齿停止龋坏。涂氟在龋病治疗中适用于年龄偏小、不能配合治疗或是龋病早期仅有颜色改变的宝宝，这部分人群涂氟的重点是减慢龋病进展速度，为以后补牙争取更多时间。目前涂氟主要用于补牙后和健康牙齿的龋病预防。涂氟和补牙不可互相替代。

使用含氟漱口水有用吗?

含氟漱口水适合 6 岁以上患龋风险高的宝宝,尤其是戴固定矫治器或是患头颈部肿瘤需要行放射治疗者,以及不能自己清洁口腔的残疾人。不同含氟浓度的漱口水使用方法也不同,给宝宝使用时一定要阅读说明书,并做好监督。

需要注意的是,含氟漱口水不能代替刷牙,每天早晚还是要坚持刷牙、使用牙线。

除了刷牙,还有哪些方法可以保护牙齿?

对于宝宝,保护牙齿最主要的目标是预防龋病,预防龋病的重点是控制牙菌斑。

第一,刷牙和使用牙线是控制牙菌斑最简单、最重要的自我保健方法。

第二,控制糖摄入。游离糖是导致龋病的主要因素,对于宝宝来说,零食和饮料等是摄入游离糖的主要来源。每天吃糖的次数多比吃糖的总量大对牙齿损伤更大。建议宝宝多吃应季的新鲜水果和蔬菜,而且吃完食物后一定要及时刷牙、漱口。

减少糖在口内停留的时间非常重要,两餐之间避免吃甜食。

第三,增加牙齿坚硬度,可进行涂氟、窝沟封闭等。

第四,定期做口腔检查,做到龋病早发现、早诊断、早治疗。

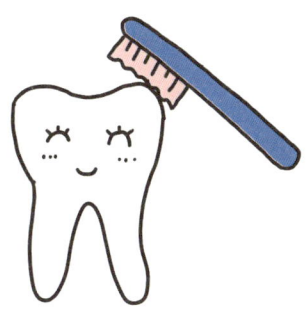

宝宝需不需要洗牙?

2～6岁宝宝的牙齿上会有大量的软垢和色素沉着,但很少有牙结石,宝宝也需要视情况洗牙。

对于软垢,医生会使用专用器械配合小毛刷进行"深度刷牙",去除日常未能完全清洁的软垢、牙菌斑及食物残渣堆积。

单纯的牙面色素沉着时,医生会采用专用抛光器械对色素堆积的部位进行局部抛光,丝毫不会损伤牙齿。

如果宝宝牙齿上已经有牙结石形成，需要通过类似成人洁牙的超声波洁牙机去除牙结石，帮助宝宝进行"口腔大扫除"。

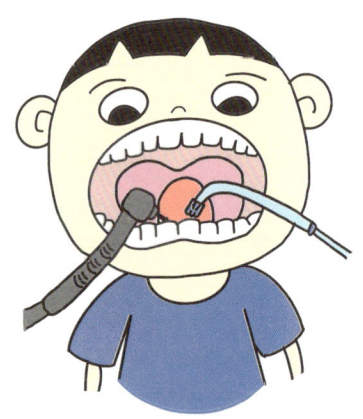

良好的口腔卫生习惯应该如何培养？

家长是宝宝口腔健康的第一责任人，刷牙习惯要从小养成，可以通过讲故事、读绘本、唱儿歌、做游戏等方式，调动宝宝刷牙的积极性，同时也能让宝宝了解刷牙的重要性，并鼓励他们自觉养成正确的刷牙习惯。

各阶段宝宝如何进行口腔护理？

家长应该帮助宝宝从小养成早晚刷牙、进食后漱口的口腔卫生习惯，不会漱口的宝宝可以在进食后喝几口白开水。

（1）宝宝出生至未萌牙之前，家长每天早晨和晚上可用消毒纱布为宝宝清洁口腔。一方面，能够保持口腔的清洁；另一方面，能使宝宝从小习惯清洁口腔的动作，养成早晚清洁口腔的习惯。

（2）宝宝6月龄左右，开始萌出第1颗乳牙，通常是下牙，这时就要给宝宝用消毒纱布或指套牙刷"刷牙"了。当宝宝上下颌前牙各萌出4颗后，可以尝试用婴幼儿牙刷刷牙，也可以继续用消毒纱布或指套牙刷清洁牙齿。这个时候宝宝往往会咬住大人的手指或指套牙刷，家长要有耐心，让宝宝慢慢适应刷牙。

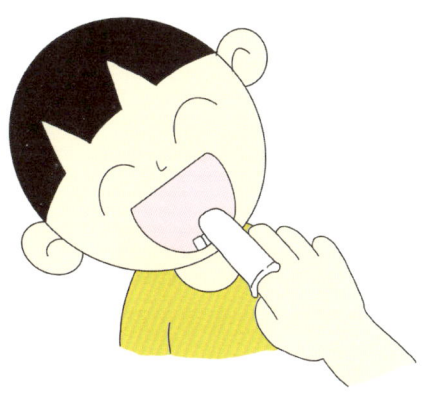

(3)宝宝1~3岁时,乳磨牙陆续萌出;2岁半~3岁时,20颗乳牙完全萌出。随着年龄的增长,宝宝能与家长进行交流,家长要早晚为宝宝刷牙,帮助宝宝逐渐养成每天刷牙的好习惯。家长给宝宝刷牙时要注意刷牙的体位,要让宝宝的头有支撑,要面面俱到。

(4)宝宝3岁后家长要教宝宝学习刷牙方法,但该年龄的宝宝对精细动作的把握程度还不够,家长除了教宝宝刷牙的方法以外,还应该每天帮宝宝刷牙,一直到宝宝能够熟练地掌握刷牙方法为止。一般6岁左右的宝宝具备独立完成刷牙的能力。

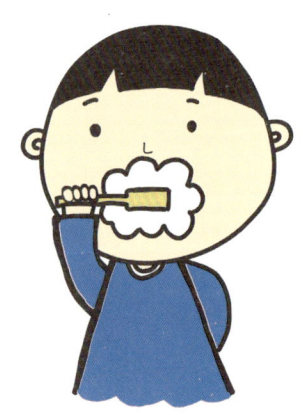

第五章 乳牙问题，专家解答

宝宝什么时候应该进行口腔检查？

宝宝一出牙就应该进行口腔检查了，建议首次口腔检查最晚不超过1岁，以后每半年进行一次口腔检查，高患龋风险的宝宝每3个月检查一次。

给宝宝检查的时候可以采取膝对膝位：医生和家长分别坐在同样高度的椅子上，双腿并拢膝对膝；宝宝坐在家长的腿上，面向家长，然后头躺在医生的腿上；家长扶住宝宝的手和脚，医生就可以看清宝宝的口腔，进行口腔检查了。3岁以下不能配合的宝宝都可以用这种体位进行口腔检查。

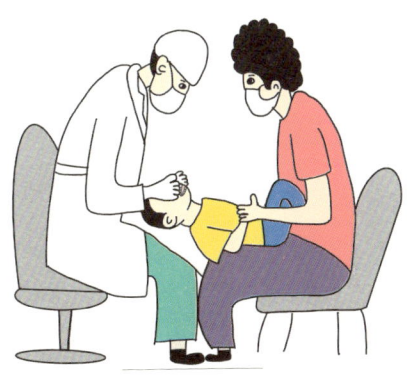

口腔检查不仅检查牙齿、口腔是否有病变，是否发育正常，还要评估患龋风险；医生还会给家长传授口腔保健知识，指导家长学习如何给宝宝刷牙，如何让宝宝科学吃糖、规律饮食，以及让宝宝接受专业防龋措施，早期的预防控制措施简单、无创。

定期进行口腔检查能让宝宝熟悉口腔诊疗环境，减少宝宝牙科恐惧症，提高家长及宝宝的口腔保健兴趣。

哪些机构可以对 3 岁以下宝宝进行口腔治疗？

家长在选择医疗机构时，应特别留意其是否提供宝宝口腔治疗服务，可以多多关注口腔专科医院的儿童口腔科或妇幼保健医院的口腔科等。

宝宝口腔诊疗具备其独特的挑战性，医生在处理宝宝口腔问题时，必须充分考虑他们的心理和生理发育特征，并据此选择最适合的技术与方法。与成人相比，宝宝口腔疾病的种类、治疗所需的器械和材料都有所不同。因此，不是所有提供成人口腔治疗的机构都具备为宝宝诊疗的能力。

宝宝那么小能配合看牙吗?

3岁以下的宝宝大多是不能顺利看牙的。但是宝宝牙齿有问题还是要及时就诊,不能等、不能拖延。年龄越小的宝宝,龋病进展越快,对宝宝的口腔健康影响越大。宝宝牙齿的早期龋坏,越早处理,效果越好,而且措施简单、无痛、无创。

专业医生对坐不了牙椅、不能配合的宝宝,可以在膝对膝体位下完成口腔检查、牙菌斑控制、局部涂氟及过渡性治疗等措施。病变发展至出现疼痛、肿胀等严重情况、治疗复杂时,可采取必要的手段,如保护性固定、镇静、全身麻醉等。

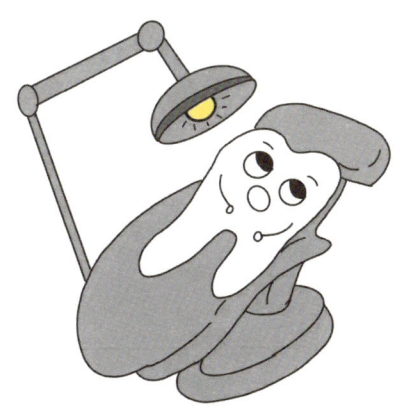

为什么宝宝看牙需要去很多次？

看牙次数是根据牙齿患病的种类而确定的。缺损较小的龋病，通常1次可以完成治疗；累及牙髓的疾病，则需要就诊2～3次。当宝宝多个牙齿患龋病，诊疗过程极度抗拒、无法配合时，要适当考虑分次进行治疗或暂缓治疗。

若宝宝敏感且初次到口腔科就诊，可以先熟悉诊疗环境，对其进行刷牙涂氟等无痛操作，通过医护多次耐心引导，让宝宝对医生建立信任并得到愉快轻松的就诊体验后，再进行复杂治疗。因此，宝宝口腔诊疗的次数远多于成人。

宝宝拍摄X线牙片对智力有影响吗？

在牙科诊疗中，拍摄X线牙片已成为常见的、重要的辅助诊疗手段。

牙科X线机的辐射剂量是经过严格控制和监测的，确保在安全范围内，不会对人的身体和智力造成影响。而且，拍摄X线牙片时，还会使用防护铅裙等以最大限度地减少宝宝所受到的辐射。

使用麻醉药甚至行全身麻醉对宝宝大脑有影响吗？

在口腔治疗中通常会使用麻醉药进行辅助治疗，有些家长对麻醉药的使用会有些顾虑。其实在口腔治疗中，麻醉药的使用是很常见的，其使用方法虽不同，但其种类和使用剂量对宝宝智力是没有影响的。

目前宝宝在全身麻醉下进行口腔治疗的方式已经非常成熟，同时麻醉药在身体中留存时间也较短，很快会通过身体代谢排出体外。目前没有麻醉药对宝宝智力或大脑造成不良影响的报道。

为什么即使好好刷牙也会发生龋病？

龋病的发生受很多因素影响。

比如，牙齿的形态结构；再比如，牙面上的深窝沟，牙刷的刷毛不易到达，容易积聚食物残渣，时间久了，龋病就出现了。

另外，如果牙齿本身发育不完善，牙齿抗酸能力减弱，同样会增加患龋风险。

饮食习惯也是非常重要的因素，频繁食用甜食、酸性食物，口腔环境长时间呈酸性，会加速牙齿的腐蚀。

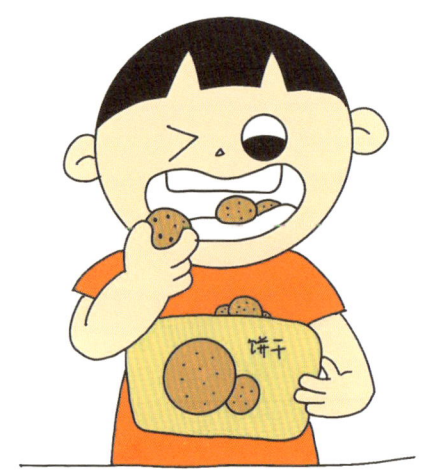

此外,一些全身疾病导致唾液分泌减少,可能会影响口腔的生态平衡,增加患龋风险。

乳牙变黑就是龋齿吗?应该如何处理?

发现牙齿变黑,不一定就是龋齿,首先要区别是色素沉着还是龋坏。

色素常常沉积在牙齿近牙龈缘处,多呈不连续的黑点或者黑褐色的条带状,也可存在于牙面的窝沟点隙中,但牙齿结构完好，不影响牙齿功能，仅影响牙齿美观。日常的药物、食物、饮料中的色素会沉积在牙齿表面，这种色素一旦形成就会牢固地黏附在牙齿上，通过日常刷牙很难将其完全清除。想完全去除色素沉着可到医院寻求医生的帮助，有效刷牙可以减少或预防牙面色素沉着。

如果牙齿除了颜色发黑还有质地与形态的改变，如表面不光滑、有缺损等，很可能是龋病。如果牙齿破坏不明显，肉眼很难区分色素和龋坏，可以拿一根干净的棉签，轻轻擦拭牙齿表面，如果感觉凹凸不平或是有棉絮挂在牙面，说明牙齿是有破损的，已经是龋病了；反之则为色素沉着。

建议家长发现宝宝牙齿变黑时，尽早到医院进行口腔检查，必要时拍牙片以明确是否发生了龋病，是否需要进行干预。

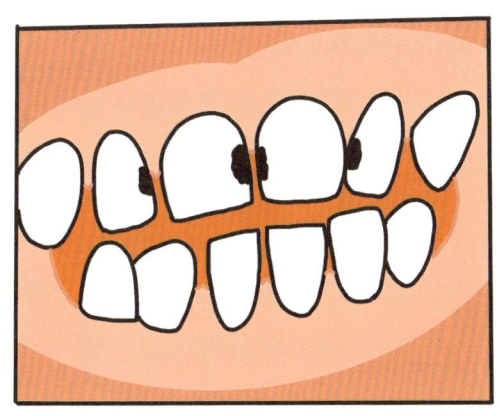

龋风险评估有必要吗？

龋风险评估不仅仅关注龋病的治疗，更注重的是控制和消除导致龋病的危险因素，从个体的特定危险因素入手，采取个性化的预防措施，有针对性地进行预防，比如，多长时间涂一次氟，多长时间复查，饮食、口腔卫生指导等。

依据龋风险评估结果及不同风险情况有针对性地进行龋病管理，有助于达到理想的预防效果，所以口腔龋风险评估是非常有必要的。

乳牙为什么更容易患龋病？

（1）乳牙生理解剖结构是乳牙易患龋病的因素之一。乳牙与恒牙相比，牙釉质、牙本质薄，矿化程度低，抗酸能力弱，颈部缩窄，邻牙之间面面接触易成为不洁区。

（2）乳牙列阶段的宝宝自我行为能力差，不能有效清除牙菌斑；宝宝睡眠时间较长，口腔自洁作用差，导致牙菌斑堆积。牙菌斑的存在是龋病发生的主要条件。

（3）宝宝喜欢吃的食物如巧克力、甜点、蛋糕，喜欢喝的饮料如乳酸饮料、酸奶、碳酸饮料等都含有大量的游离糖，这些都是高致龋性食品；宝宝吃甜食次数较多，其他食物也多是黏、软的精细食物，也是乳牙列期易患龋病的一个因素。

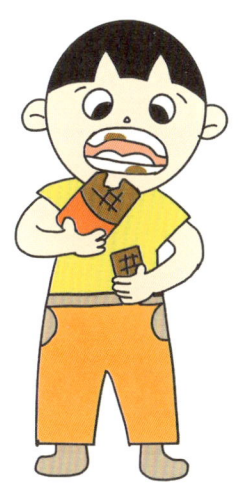

乳牙可以做窝沟封闭吗？窝沟封闭对身体有害吗？

窝沟封闭是预防年轻恒磨牙窝沟龋的有效方法，如果乳磨牙窝沟深，患龋风险高，也可以进行窝沟封闭以预防龋病。在宝宝 3～4 岁的时候，乳牙就可以做窝沟封闭。

窝沟封闭是一种无创的操作，不用去除牙体组织，是把牙齿表面深的窝沟用无害材料填平的一种方法，不会影响宝宝的身体健康。窝沟封闭是一种精细的操作，需要宝宝配合，如果宝宝不能配合，强行进行封闭会影响防龋效果。

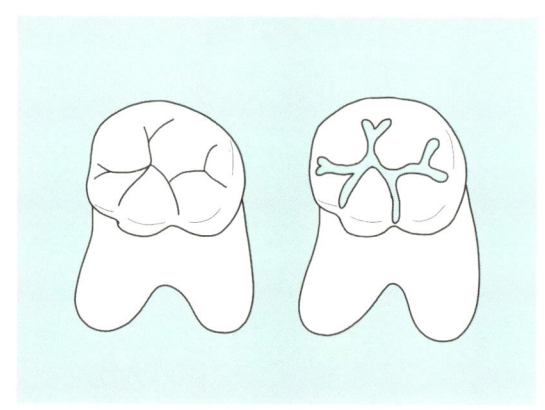

补完牙为什么要定期复查？

补过的牙齿不是"一劳永逸"的，一定要定期复查。

龋病是多因素共同作用的结果，更为相关的因素是饮食行为习惯和口腔保健习惯。补过的牙齿如果不注意科学、合理的饮食和良好的口腔卫生习惯，在原来补过的位置还会发生继发龋。定期复查不仅仅关注补过的牙齿，那些健康的好牙也是医生关注的重点。

通过定期复查，可以做到早发现、早治疗，及时阻断龋病的发生和发展。

乳牙补牙为什么总是脱落？

临床中经常有家长这样问："好不容易带宝宝补个牙，怎么补了没多久充填物就掉了？"常见的原因如下。

（1）宝宝年龄小，治疗过程中不会像大人一样配合，再加上宝宝的口水多，在补牙时容易受到唾液污染，隔湿效果差，就会导致充填的效果不是很理想，补牙材料就容易脱落。

（2）乳牙的自身结构原因。乳牙牙釉质、牙本质薄，牙体小，矿化程度低，制备乳牙龋洞时不能像制备恒牙龋洞时那样有足够的固位形和抗力形，影响补牙材料的固定程度。

（3）刷牙不彻底、喜欢吃甜食等生活习惯，导致乳牙很容易再次发生龋坏，就会在龋齿和补牙材料之间形成缝隙，时间久了，材料与牙体分离，补牙材料就容易脱落。

所以，乳牙充填后，宝宝需坚持每天有效刷牙，合理饮食，每3个月到专业的口腔医院进行口腔检查，预防新发龋的发生。

乳牙有神经吗？乳牙"杀神经"对恒牙有影响吗？

乳牙是有神经的。乳牙"杀神经"不会对恒牙造成不良影响。

我们人类一生有两副牙齿，分别是乳牙和恒牙，乳牙和恒牙并不相连，是完全独立的两副牙齿。每颗牙齿都有自己的牙神经，同样，乳牙、恒牙的牙神经也都是各自独立的。

当乳牙病变范围较大波及牙髓时，如果治疗不及时，形成根尖周炎，会影响下方恒牙胚的发育、萌出，因此需要及时进行乳牙根管治疗（俗称"杀神经"）来控制乳牙炎症的发展。乳牙"杀神经"后，这颗乳牙的神经不会再长，但恒牙依旧会有牙神经。所以乳牙"杀神经"治疗对恒牙的发育是没有影响的。

什么是奶瓶龋？怎么预防奶瓶龋？

奶瓶龋主要是由不良的喂养习惯造成的，又称喂养龋、低龄儿童龋。其特点为最初在上颌乳切牙的唇面龈缘处出现白垩色斑点或带状脱矿，而后逐渐向下向旁边蔓延，侵蚀邻近的牙面形成环状龋，呈棕褐色，并最终发生牙冠折断，仅留下残根。

发生奶瓶龋的主要原因是喂养次数多、含奶瓶入睡及频繁吃夜奶，再加上未能给宝宝进行有效的牙菌斑控制，口腔中的细菌利用奶汁中的糖产酸，导致宝宝的牙齿脱矿而发生龋病。

预防奶瓶龋的措施包括以下几点。

（1）采取健康的喂养方式，从按需喂养到规律喂养递进，减少喂奶次数，避免长时间使用奶瓶，不要含着奶瓶或乳头入睡。

（2）1岁左右断夜奶，1岁半左右应停止使用奶瓶，可训练宝宝用杯子喝奶。

（3）每次喝完奶后可再喝少量白开水。

（4）宝宝萌出第1颗乳牙后，就应开始为宝宝刷牙，最好是饭后和睡觉前进行，每日至少2次。

（5）萌牙后定期做口腔检查，采取专业的防龋措施。

乳牙反正也会脱落，乳牙龋可以不治吗？

虽然乳牙会脱落，但乳牙龋仍需重视，乳牙发生龋病应当及早就医。龋坏的乳牙是否需要处理，取决于龋坏的程度及乳牙是否即将被替换：如果乳牙还有较长时间才能被替换，那么建议积极进行治疗；如果乳牙龋病比较轻微，而且这颗牙齿在短时间内即将脱落,可以考虑暂时观察。但这些都需要专业的口腔医生来评估。

从乳牙萌出到乳牙完全被恒牙替换需要约 12 年的时间,此期间,乳牙起着非常重要的作用,乳牙龋久拖不治,后果严重。

(1)乳牙发生龋病后会影响宝宝的咀嚼功能,影响营养物质的消化、吸收,从而影响宝宝生长发育。

(2)乳牙的下方是等待萌出的恒牙,若早期的乳牙龋未得到控制,乳牙龋发展成根尖炎后,会影响恒牙胚的发育萌出。

(3)乳牙因龋病早失还会导致间隙丧失,影响恒牙的排列。

(4)乳前牙发生龋病会影响宝宝的发音、美观及心理健康。

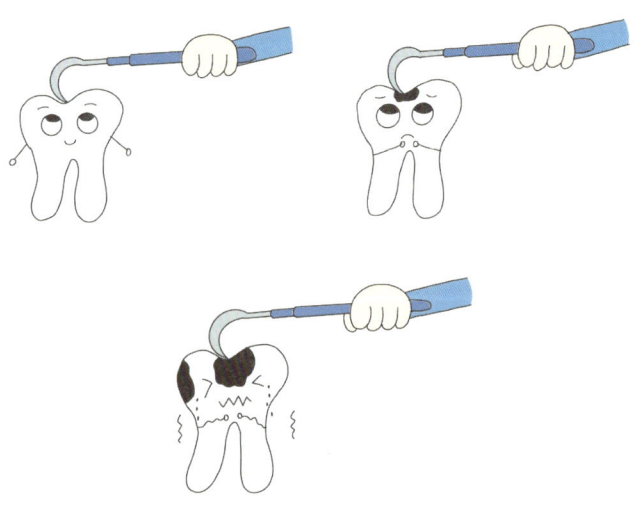

乳牙龋严重是否需要拔牙？

乳牙龋严重时，是拔牙还是补牙，应根据具体情况综合判断。一般而言，未到替牙期的宝宝，其坏掉的乳牙原则上应尽可能治疗，不要轻易拔除。

乳牙出现小洞的时候，可以直接补。一旦龋坏严重，引起剧烈疼痛，要及时进行根管治疗。龋坏严重无法保留的乳牙或者临近替换的患牙可以拔除。

该治疗或拔除的乳牙没有治疗或拔除，会产生很多问题，比如，宝宝龋坏牙疼痛，导致长期偏侧咀嚼，影响颌面部发育，进而导致面部不对称；龋坏乳牙根尖炎症得不到有效控制，影响下方继承恒牙胚的发育萌出等。

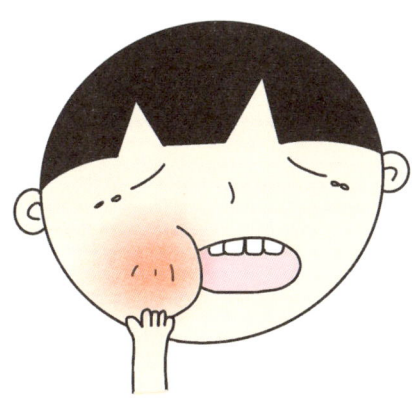

乳牙龋是否会影响恒牙的生长？

乳牙龋如果治疗不及时，发展为根尖周炎，会对其下方恒牙的牙胚发育造成影响。常见的影响为继承恒牙牙釉质发育不全，最直接的表现就是牙齿的颜色和质地异常。

若乳牙因龋病早失，可能使恒牙因间隙不足而萌出困难或位置异常。

宝宝为什么老塞牙？

随着宝宝的生长发育，乳牙之间会出现不同程度的生理性间隙，这时宝宝便容易塞牙。但这种生理性间隙是正常的，能为未来恒牙正常萌出预留空间。

如果牙齿邻面发生了龋坏也会造成塞牙。宝宝经常塞牙其实是提醒家长要及时给宝宝使用牙线，并且到口腔科进行检查以发现隐匿的龋坏。

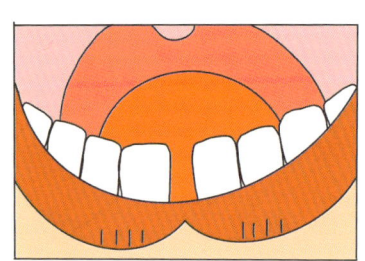

宝宝牙缝很大,为什么?

不同年龄牙缝大的原因有所不同。

(1)宝宝萌牙时,若上唇系带位置过低,上颌前牙萌出后,左右中切牙间往往有一空隙,待侧切牙萌出,空隙会逐渐消失。

(2)宝宝2岁半~4岁时,牙齿通常排列紧密无明显缝隙,但4岁以后,随着颌骨的增大,牙齿间隙逐渐形成。这属于正常的生理性间隙。恒牙比乳牙个头大得多,这种间隙有利于恒牙的生长和排列。

(3)如果口内有相邻牙齿融合生长、牙齿发育得过小、牙齿发育畸形等,牙缝也会明显增宽。

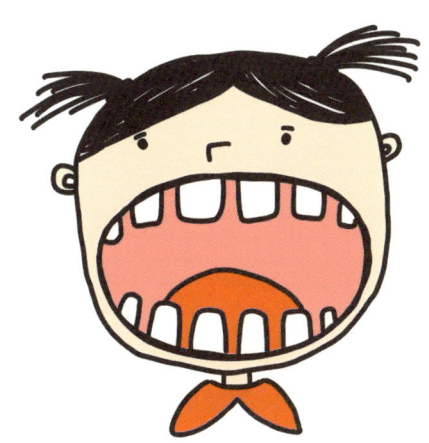

替牙期需要注意什么？

（1）保持口腔卫生：替牙期的口腔卫生尤为重要，家长应监督宝宝早晚刷牙，使用牙线清洁牙缝。

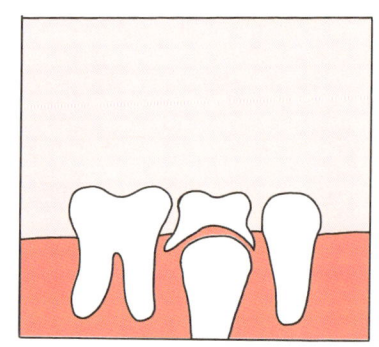

（2）注重饮食结构：鼓励宝宝在替牙期吃一些能增加咀嚼功能的食物，如苹果、胡萝卜等，尽量避免食用过于精细、软绵的食物。因为充分的咀嚼刺激有助于乳牙的自然脱落和恒牙的正常萌出。

（3）观察牙齿生长情况：如发现乳牙滞留、恒牙萌出异常等问题，应及时就医。

（4）纠正不良习惯：避免养成用舌头舔牙齿或用手指触摸牙齿等不良习惯，这些习惯可能会导致牙齿萌出异常。

（5）定期进行口腔检查：建议家长定期带宝宝进行口腔检查，医生会根据宝宝的口腔情况给出专业的建议。

（6）要特别关注宝宝的六龄齿：刚萌出的六龄齿窝沟深，容易发生龋病，要及时检查，酌情进行窝沟封闭。

什么是乳牙滞留？什么是乳牙早失？

乳牙滞留是指继承恒牙已经萌出，但乳牙未能按时脱落，口内出现"双排牙"，或者继承恒牙未萌出，乳牙到了应该脱落的年龄仍然保留在恒牙列中的现象。

当出现"双排牙"时，表明继承恒牙已经萌出，而对应的乳牙还没有脱落，应及时拔除滞留的乳牙，以避免恒牙错位或阻生的发生，保障继承恒牙的正常生长和发育。如果乳牙下方没有继承恒牙，也就是先天缺失，这种情况可暂不处理滞留的乳牙，但需要密切观察。

乳牙早失，指儿童乳牙在正常替换期前，因龋齿、外伤等原因提前脱落或被拔除。这会产生诸多不良影响，比如干扰食物咀嚼、消化，引发挑食、偏食；致使恒牙萌出顺序和位置异常，造成牙列不齐；阻碍颌骨正常发育，影响面部形态；还可能降低发音清晰度。一般需要在医生指导下配戴间隙保持器，维持间隙，助力恒牙正常萌出。

宝宝也会得牙周病吗？

牙周病更常见于成人，宝宝牙周组织疾病最常见的是牙龈问题，引起宝宝发生牙龈炎的原因有以下几点。

（1）宝宝不能进行有效刷牙，细菌堆积在龈缘引起牙龈发炎、牙龈红肿甚至出血。

（2）宝宝乳恒牙替换过程中也可能出现牙龈炎，比如，牙齿在顶破牙龈的时候可能出现类似"口袋"样组织，"口袋"内容易堆积细菌和食物残渣，引发牙龈炎。

（3）宝宝乳牙一直松动未脱落，也有可能出现短暂牙龈炎，可以通过有效刷牙、及早拔除乳牙来改善症状。

（4）如果宝宝牙周病非常严重且类似成人牙周病，建议做全身检查，以排除全身系统性疾病。

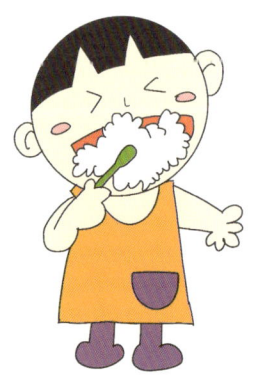

宝宝出现乳牙外伤,家长应该如何处理?

宝宝活泼好动,安全意识不强,玩耍时容易发生碰撞、跌倒而导致乳牙外伤。有的家长可能认为乳牙迟早要换,出现问题不用管,但是乳牙外伤有时候会影响、损害恒牙胚。

因此,临床上,乳牙外伤的治疗原则是:把外伤对尚未萌出的恒牙的生长发育的影响降到最低。当宝宝乳牙出现外伤时,家长应第一时间带宝宝到医院就诊。

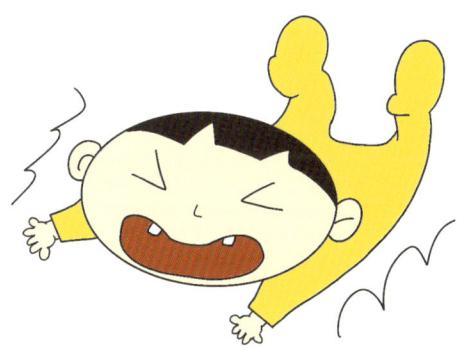

多生牙怎么处理？

乳牙列多生牙并不常见，恒牙的多生牙最常见于上颌正中。对于多生牙的处理需要针对病情做出合理的方案。

对于已萌出的多生牙，一般建议拔除。

对于完全埋藏在颌骨里的多生牙，如果没有对恒牙产生影响且无病变，可以选择暂不处理，并严密追踪观察。

如果多生牙已经造成恒牙的牙根吸收、牙根弯曲畸形，且多生牙的形态接近正常牙，牙根足够长，可以考虑保留多生牙，拔除受损的正常牙。

鹅口疮是什么？

鹅口疮是由白色念珠菌引起的一类口腔黏膜的炎症，又称口腔念珠菌病，是婴幼儿常见的口腔炎。其典型表现为口腔黏膜或舌黏膜上布满白色小点，常常表现为凝乳状的假膜，不易擦去。

鹅口疮的预防措施主要是家长要注意喂奶器具和宝宝接触物品的清洁和消毒，采用母乳喂养的妈妈应保持乳头清洁，及时清洗内衣以消除感染源。

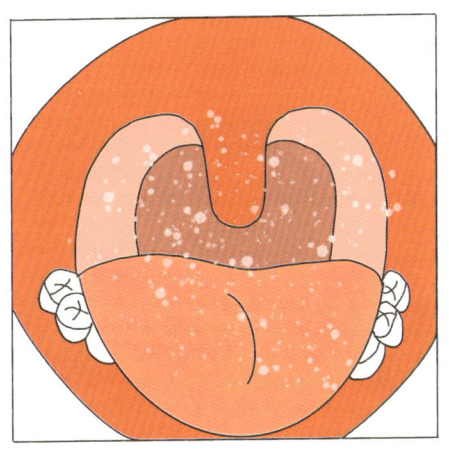

手足口病在口腔中的表现是什么？

手足口病是由肠道病毒引起的婴幼儿常见传染病，多发生于秋季。它是一种自限性疾病，通常 1 周之后会自愈。手足口病通常以咳嗽、流涕、咽痛、食欲缺乏或精神差等症状起病，随后在手掌、足底和口腔黏膜出现散在的水疱、丘疹或斑疹。口腔黏膜出现的症状比较早，起初为粟米样斑丘疹或红色小疱疹，周围有红晕，然后变为溃疡，伴吞咽疼痛。

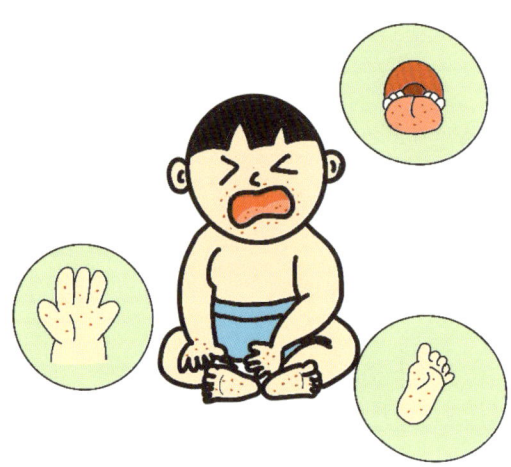

新生宝宝含不住乳头是舌系带短吗？

母乳是婴儿成长最自然、最安全、最完整的天然食物，但是有些新手妈妈发现宝宝含不住乳头，吃奶很费劲，甚至把妈妈的乳头都嘬破了还是吃不饱，这可能是由宝宝舌系带短造成的。

舌系带俗称"舌筋"，是宝宝张开口翘起舌头时在舌头和口底之间的薄条状组织，是一种与口腔底部相连的褶皱结缔组织。在新生儿期，舌系带是延伸到舌尖或接近舌尖的。婴儿的舌系带正处在发育阶段，在舌的发育过程中，舌系带逐渐向舌根部退缩，正常情况下，宝宝 2 岁以后舌尖才逐渐远离舌系带。所以，婴儿时期舌系带多呈紧张状态，婴幼儿时期出现舌系带"过短"的情况，是暂时性的生理现象。

婴儿吮吸母乳时需要舌和上腭对乳头形成良好的封闭并形成一定的负压将乳汁吸出，而一些婴儿由于舌系带过短，舌头抬高受限，不能与上腭形成有效的封闭，其吮咬能力便会受到影响，表现为吸奶无力、吸不到足够奶水，会导致自身营养不足。如果喂奶时发现婴儿存在吃奶裹不住乳头、吃奶费劲的现象，并且排除了不正确的喂养方式等异常情况，就要考虑是不是舌系带过短的原因，可以寻求口腔专业人员的帮助。

舌系带过短有什么不良影响？

舌系带过短会使舌的正常活动受到限制，不能自由地做前伸运动，舌前伸时舌尖呈现"W"样外形，正中有切迹。

那么舌系带过短对宝宝有哪些影响呢？

（1）舌系带过短可能会造成母乳喂养困难。

（2）当吮咬伸舌时，过短的舌系带易与牙槽嵴或初萌出的切缘较锐的下颌切牙摩擦，从而发生溃疡。

（3）舌系带过短使得宝宝舌上卷时受限，对发音有一定影响，特别是"zh""ch""sh""r"等卷舌音，导致发音不清楚和学语困难。

（4）其他的影响，比如，因为无法用舌头清除牙齿上的食物残渣，口腔自洁能力较差，易导致龋病、牙周炎等，有的宝宝舔甜筒、吹乐器等有困难。

如家长发现宝宝有舌系带方面的问题，需要带其到医院就诊，经过专业人士的综合评估判断来决定是否需要进行舌系带修整术。通常对于轻度、中度舌系带过短，可观察到学龄前期，根据是否影响发音来考虑是否需要手术。有明确手术指征的舌系带过短，在不影响喝奶的情况下，可在1～2岁进行舌系带修整术。

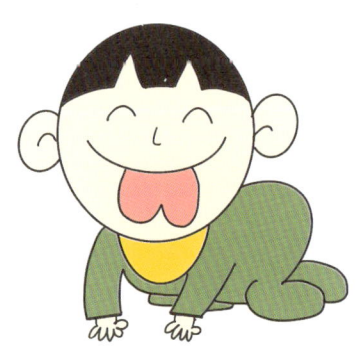

第六章　科学喂养，助牙健康

乳牙萌出与宝宝营养状况有关吗？

乳牙萌出与宝宝营养状况关系密切。良好的营养状况可以支持牙齿的健康发育，营养不良会影响牙齿的萌出和质量。牙齿发育时期最关键的营养物质主要有钙、磷、蛋白质、维生素A、维生素C、维生素D等。

因此，合理饮食、均衡营养，特别是摄入足够的钙和维生素D，对于促进乳牙、恒牙的顺利萌出非常重要。

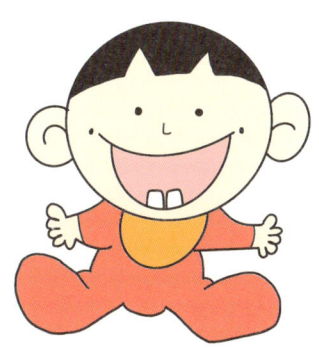

消化不良与用牙习惯有关吗？

消化不良通常与饮食习惯和消化系统的健康状况有关。正常情况下，食物经过充分的咀嚼进入胃里。咀嚼习惯不好或有缺牙的话，一些粗纤维或有韧性的食物没有经过充分研磨就进入胃里，会给肠胃系统增加负担，久而久之引起消化不良，进而影响全身健康。

如果宝宝有消化不良的问题，应咨询医生，找出原因并进行相应的治疗。同时，建议家长培养宝宝良好的饮食习惯，细嚼慢咽有助于消化、吸收。

哪些饮食习惯对牙齿有利？

婴幼儿时期，平衡饮食对牙齿和身体健康非常重要。摄入充足的蛋白质、维生素，以及富含钙、磷、铁的食物都对牙齿发育有利，同时也要减少糖分高的食物和酸性食物的摄入。

此外，定时定量进食，降低每日吃零食的频率，常喝白开水，避免单侧咀嚼，吃甜食后及时清洁口腔等，都是对牙齿有利的饮食习惯。

0～3岁宝宝饮食应注意哪些问题？

从宝宝出生开始就应该培养其良好的饮食习惯。

（1）0～6个月提倡坚持母乳喂养，吃夜奶和不规律喂养容易导致龋病，所以6个月以后要逐渐减少吃夜奶次数，12个月左右建议断夜奶。乳牙萌出后，不要含着奶瓶或乳头入睡。每次喂奶或辅食后，给宝宝喝几口白开水以冲洗牙面。

（2）家长不要嚼碎食物喂宝宝，也不要把奶嘴、勺子等放在自己嘴中试热后喂食等，这些行为会造成致龋菌的传播，增加宝宝的患龋风险。

（3）宝宝1岁半以后应停止使用奶瓶，可以由吸管杯逐步过渡到使用广口杯。

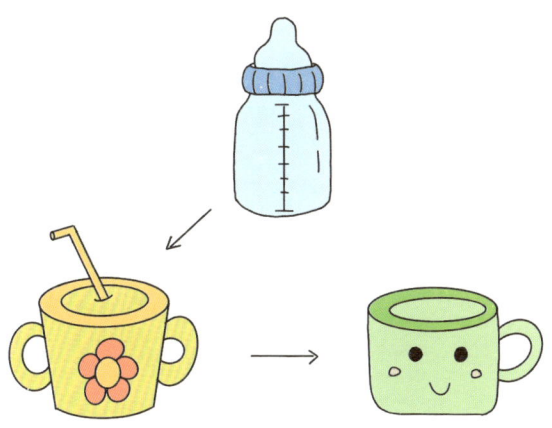

（4）不要让宝宝边吃边玩，尤其是含着食物不吞咽。更不要随时随地喂食，应定时定量进食。大量研究表明：致龋性食物总的摄入量大远没有每日摄入的次数多及食物在口腔中存留的时间长带来的危害性大。

（5）日常饮水以白开水为主，远离各类饮料，警惕"隐匿性糖"的摄入。

吃母乳的宝宝也会得龋病吗？

答案是肯定的，吃母乳的宝宝也可能会得龋病。龋病的发生是牙面上的细菌利用食物中的糖产酸，酸可以造成牙齿脱矿，从而导致龋病。

糖分为游离糖和非游离糖。游离糖具有高致龋性，存在于纯果汁、蜂蜜、各种糖果、加糖的各种饮品及食物中；非游离糖具有低致龋性，如存在于果蔬中的果糖、母乳/牛奶中的乳糖。

母乳虽然是低致龋性食物，但是如果喂养不规律，喂养次数多，尤其是频繁吃夜奶，会增加患龋风险。宝宝睡觉后口腔唾液分泌减少，牙齿完全被乳汁包裹，细菌产酸后酸性物质积聚在牙齿表面，酸性物质持续作用于牙齿会造成脱矿，就会导致龋病。

龋病的发生离不开细菌的作用。如果母乳喂养不规律、频繁吃夜奶，家长又不注意宝宝的口腔卫生，宝宝就容易患龋病。医生建议出牙后逐步规律喂养，12月龄最好断夜奶，睡前刷牙后，除白开水外，最好不再进食。

吃夜奶对牙齿有哪些影响？

宝宝在萌出乳牙之后，就要开始减少夜奶了。因为夜间宝宝在睡着的状态下口腔处于静止状态，分泌的唾液比白天少，对牙齿表面的清洁作用减弱。吃夜奶容易导致牙齿表面长时间浸泡在奶水中，晚上又不方便及时清洁口腔，容易使宝宝患龋病。因此，当宝宝萌出第1颗牙齿后，就应该逐渐减少宝宝吃夜奶的次数，最好在宝宝1岁时完全断夜奶。

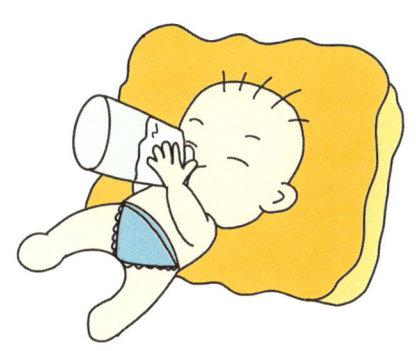

如果没办法断夜奶，怎么做对牙齿最好？

夜间宝宝的口腔处于静止状态，唾液分泌量减少，牙齿自洁功能最弱，如果这时喝奶后没有及时清洁口腔，残留奶汁会被口腔内的细菌分解，产生酸性物质，腐蚀牙齿，导致龋病。所以建议6月龄以上的宝宝，慢慢减少吃夜奶的次数，最终断夜奶。

如果需要喝，建议家长选择不含糖的奶粉或牛奶，喂奶后及时给宝宝喝一些白开水，或者将湿纱布裹在手指上轻轻擦洗宝宝的口腔，以减少奶液在口腔中的滞留时间。

牛奶对牙齿有损害吗？

牛奶和牙齿是最佳拍档，牛奶中富含的钙、磷、维生素A、维生素D和氟化物，都对牙齿生长发育非常有利。

但如果牛奶中添加了糖分，或者宝宝在饮用后不清洁口腔，牛奶中的乳糖也可能被细菌利用，产生酸性物质，从而对牙齿造成损害。

因此，建议宝宝在饮用牛奶后，最好喝点白开水或进行口腔清洁。

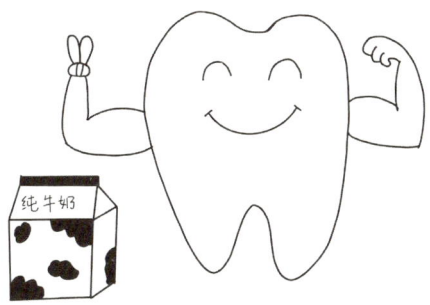

纯果汁对牙齿有害吗?

有些家长喜欢给宝宝把新鲜的水果榨成汁，本是一番好意，却不知此番操作把低致龋性食物变成了高致龋性食物，喝果汁不同于慢慢吃水果，会让身体短时间内摄入大量糖分，并改变了糖的性状，增加宝宝的患龋风险。因此，建议家长适量给宝宝饮用果汁，饮用后及时帮宝宝清洁口腔，以减少果汁在口腔中的残留。

碳酸饮料对牙齿有哪些损害？

碳酸饮料如可乐、雪碧等，含有大量糖分和酸性物质，糖分经口腔中的细菌代谢会产生酸性物质，酸性物质会腐蚀牙齿最外层组织——牙釉质，降低牙齿的抗龋能力，使其发生龋坏。

值得注意的是，无糖可乐仍然含有大量酸性物质，对牙齿同样不利，也应减少饮用。

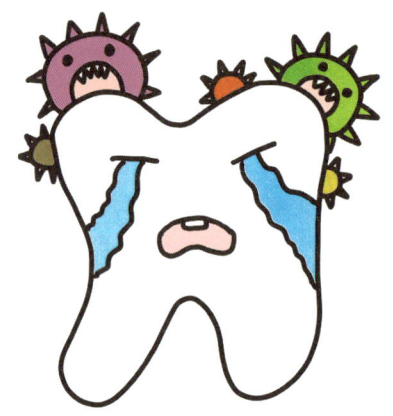

宝宝爱吃甜食，如何预防龋病？

对于宝宝来说，预防龋病的关键是减少糖分摄入和养成良好的口腔卫生习惯。

首先，要明确告诉宝宝甜食对牙齿的危害，口腔中的细菌会分解糖分产生酸性物质，降低牙齿的抗龋能力，导致龋病。

其次，要尽量减少甜食的摄入，降低一天中吃甜食的频率，尤其不要在睡前吃甜食。

再次，帮助宝宝保持良好的口腔卫生：告诉宝宝吃完甜食后要及时喝白开水冲洗牙齿上的糖分；教会宝宝正确的刷牙方式和使用牙线的方式，每天仔细刷牙，清洁所有牙缝，使用含氟牙膏。

最后，要定期带宝宝进行口腔检查，发现问题早治疗。

这些都是预防龋病的有效方法。

宝宝吃坚果类食物需要注意什么？

随着牙齿发育，1岁以上宝宝乳磨牙开始萌出，咀嚼功能增强，可以适当增加坚果类辅食的摄入，但需要注意以下几点。

（1）选择清淡少盐的坚果。

（2）尤其要注意坚果的颗粒大小是否适合宝宝。

（3）宝宝要在成人的监护下吃坚果，以免发生呛咳等危险。

什么是婴儿型吞咽？会造成什么样的不良后果呢？

宝宝出生后到乳牙萌出期间的吞咽方式称为婴儿型吞咽。婴儿吞咽时，一般舌放在上下颌龈垫之间，主要靠唇颊肌的收缩进行吞咽。

正常情况下，婴儿型吞咽在乳牙列完全萌出后就会过渡到成熟型吞咽。成熟型吞咽只有舌肌发力，食物随着舌尖接触上腭前部而自然向后滑下去，从而完成吞咽。这时候可见只有喉咙在动，脸颊、下巴、嘴唇都是不动的。

如果宝宝8～10岁还一直保持婴儿型吞咽，就会对宝宝口腔健康造成危害，影响宝宝的面部美观性。由于舌头长期放于上下牙齿之间，再加上舌肌的作用力，情况严重时会导致宝宝的上下颌前牙无法正常闭合，造成前牙开𬌗和双牙弓前突（俗称"龅牙"）。

第七章 早期矫治，科学干预

什么样的错𬌗畸形需要早期矫治呢？

错𬌗畸形是指牙齿的排列以及上下颌牙弓间咬合关系异常，常见的是牙不齐、龅牙（前突）、兜齿（地包天）等。形成的原因有遗传和环境因素两大类。针对可能产生错𬌗畸形的全身和局部环境因素要早期干预，将宝宝牙齿的生长发育引入"正轨"。吐舌、吮咬手指、口呼吸等不良习惯要在4岁前改掉。

儿童颌面发育异常通常在3~4岁即可显现，"地包天"是最早出现的症状之一，而"小下巴"特征则多在7~8岁逐渐明显。家长若发现孩子出现这些症状，应及时带孩子到专业医疗机构进行检查和治疗。若不及时干预，可能会影响孩子颌骨的正常生长发育。同时，在乳牙期或换牙期，如果出现严重的龋齿问题也需要及时处理。因为牙齿疼痛会影响孩子的正常咀嚼功能，可能导致不良的咬合习惯，进而引发牙齿排列不齐等错𬌗畸形问题。

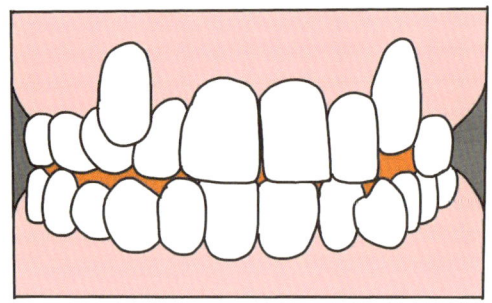

爸爸妈妈的牙都很齐，为什么宝宝的牙会不齐？

牙齿排列是否整齐与遗传因素及环境因素有关。

首先，爸爸妈妈将其所具有的错𬌗畸形特性遗传给子女，使子女的颌面形态与爸爸妈妈相似。

其次，牙齿排列是否整齐还受先天环境因素影响，如母体孕期的健康和营养状况、胎儿在子宫内的发育情况，都会影响胎儿牙齿的发育。宝宝全身营养不良、内分泌功能异常也会引发错𬌗畸形。

最后，还存在后天环境因素，主要包括替牙障碍及口腔不良习惯。

因此，宝宝的牙齿是否能排齐并不是取决于父母的遗传单一因素。

宝宝应该几岁开始看正畸医生？

宝宝 4 岁左右，家长应该带宝宝看正畸医生，这一时期乳牙列发育完成。如果这个阶段有"地包天"——兜齿、明显的"天包地"——龅牙及严重龋坏和口腔不良习惯等问题，都会影响恒牙列的正常发育，需要正畸医生评估是否需要早期干预，去除牙齿替换的干扰因素，以引导恒牙列的正常萌出。

替牙期间，即便没有牙疼、牙不齐等情况也建议定期做口腔检查。

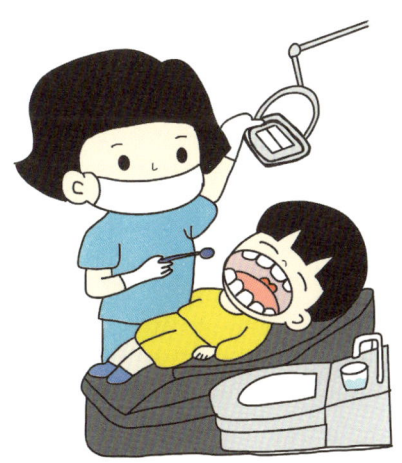

"乳牙迟早会被恒牙替换，乳牙早失不用管"对吗？

这种观念是不对的。

恒牙萌出通常有一定的年龄及顺序规律，第1颗恒磨牙最早萌出，通常在6岁萌出，俗称六龄齿。上颌恒牙萌出的顺序通常为6、1、2、4、5、3、7，而下颌恒牙萌出的顺序通常为6、1、2、3、4、5、7。随着继承恒牙的发育萌出，乳牙根吸收继而脱落。

在继承恒牙未发育完全时，若乳牙因为龋病、牙外伤等因素脱落早失，邻近的乳牙会向缺隙倾斜，造成恒牙萌出的间隙不足，日后造成牙列不齐。因此，乳牙早失应该及早看医生。

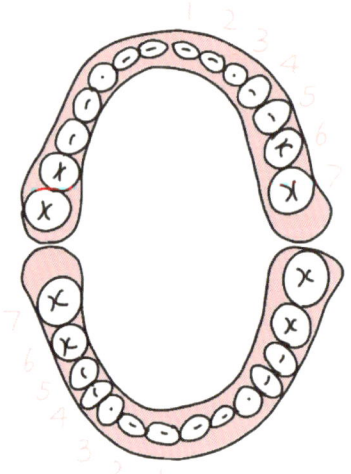

乳恒牙早失需要使用间隙保持器吗？

由于龋病、外伤等原因过早拔除乳牙或恒牙，称为乳恒牙早失。通常有下颌乳尖牙早失、第二乳磨牙早失、第一恒磨牙早失及恒切牙早失。

乳恒牙早失，可造成邻牙向缺隙倾斜、移位，对颌磨牙伸长，关系紊乱，影响下颌功能运动，导致咀嚼功能出现障碍；还会造成牙齿排列不齐。

多数乳磨牙早失将明显影响咀嚼功能，造成单侧咀嚼和下颌前伸，可能造成单侧后牙反𬌗或前牙反𬌗。因此，若乳牙早失，牙弓间隙缩小，需要使用间隙保持器。

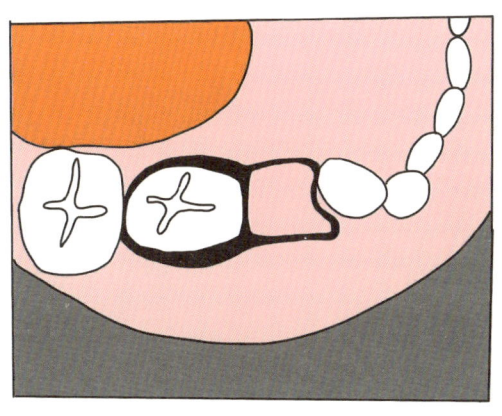

宝宝替牙期牙齿不齐，以后会自然排齐吗？

开始换牙阶段，有些宝宝的牙齿排列不整齐是暂时性的，是正常的生理现象，随着牙齿萌出及颌骨的生长，会慢慢自动排齐。

但是若换牙阶段，宝宝伴随咬唇、伸舌、习惯性吮咬手指等不良习惯，或者牙齿扭转造成咬合干扰及创伤等，要及早干预。

另外，与遗传有关或颌骨发育不足导致的牙齿排列不齐，需要由正畸科医生进行评估、适时干预。

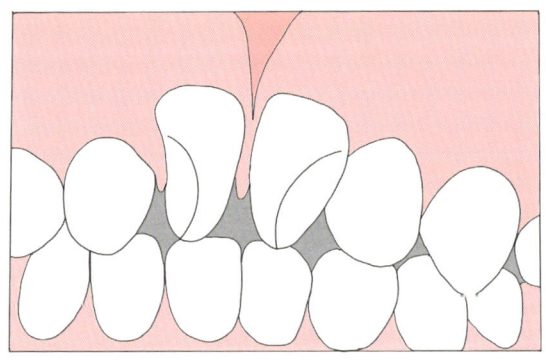

门牙有缝,什么时候开始做矫治?

替牙期上颌中切牙间隙有可能是生理性的,由还没有萌出的侧切牙的牙胚压迫中切牙根所致。随着侧切牙萌出,此间隙可自行关闭,不需要做矫治。

但是,由于中切牙间存在额外牙或上唇系带附着过低等造成的门牙间隙,要及早干预。

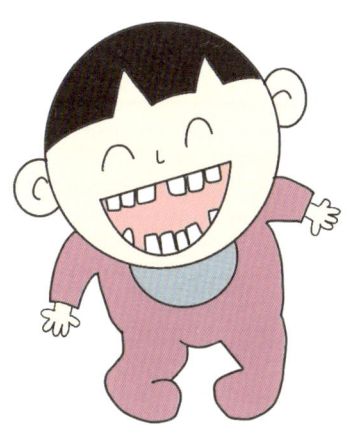

宝宝爱咬笔有什么危害?

经常咬笔是一种不良的口腔习惯。咬笔会损伤牙齿,使牙齿形态受损;也会导致牙齿排列不整齐,影响美观和咀嚼功能。

经常咬笔还会将一些细菌带入口腔并进入胃肠道,引起急性肠胃炎,影响宝宝的食欲,导致生长发育受阻。

如果宝宝经常咬铅笔,可能还会误吞铅笔芯等异物,导致中毒,更严重的可能还会出现异物卡在食管或呼吸道的情况,造成窒息。

宝宝爱吃手有什么危害?

如果宝宝经常吃手,会将手上的细菌带入口腔,可能会引发肠道感染。

经常爱吃手的宝宝也会造成牙齿排列方面的问题,吃手的动作会造成牙齿的畸形,比如龅牙或开𬌗。

另外,在吃手的过程中口腔黏膜可能会受到刺激,引发口腔溃疡。

长期吃手的宝宝,其手指和指甲也会有变形的情况。宝宝在婴儿时期，由于吮咬活动不足、过早断奶、无意识动作或缺乏与家人的情感交流等，常在哺乳时间之外，尤其是睡眠时，吮咬手指、颊部或嘴唇等，随着年龄的增长，多数宝宝的这类活动会被其他活动所取代而消失，一般不会产生不良作用，也无须干预。如果宝宝的吮咬活动在3岁后仍继续，要矫治。

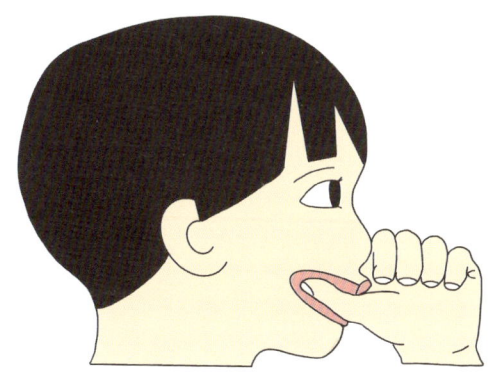

宝宝吮咬唇、颊或吮咬物品有什么危害？

若3岁以上还有吮咬嘴唇、颊部及吮咬物品等不良习惯会造成牙列不齐。

宝宝若吮咬上唇，通常伴随下颌前伸，易形成前牙反𬌗。

宝宝若吮咬下唇，会对上颌造成唇向压力，以及对下颌造成牙舌向压力，最终导致深覆𬌗及深覆盖，即龅牙。

宝宝若吮咬颊部，可使上下牙弓狭窄，容易造成尖圆形牙弓。

宝宝若吮咬物品，如咬铅笔、咬被单、啃指甲等，在咬物的位置上常呈小开𬌗，即该段上下颌牙齿无接触。

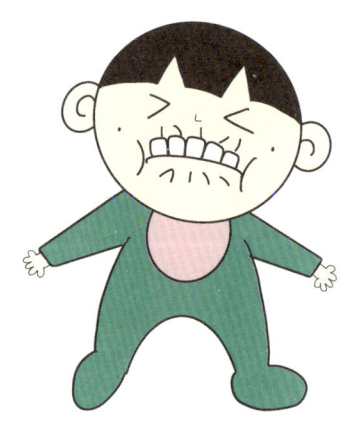

如何纠正不良吮咬习惯？

（1）宝宝刚出生时，建议使用扁平奶嘴，直到宝宝自发地停止使用为止，这样可防止养成吮咬的不良习惯。

（2）针对有吮咬习惯的婴儿，除注意改进喂养方法外，可在吮咬的拇指或食指上涂小檗碱（黄连素）等苦味药水或将手指带上指套以阻断其条件反射。

（3）家长要讲清道理，调动宝宝自身的积极性，自行改正口腔的不良习惯。

（4）必要时可使用戒除不良习惯的矫治器，常见的有固定式腭刺矫治器、焊唇挡丝的上颌活动矫治器及颊屏等。

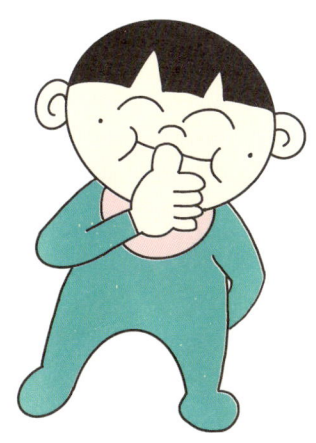

宝宝爱吐舌头有什么危害？如何干预？

爱吐舌头是一种不良的口腔习惯。

频繁吐舌会刺激口腔咽喉，造成口干和咽喉干燥。

经常吐舌头的宝宝会引起牙齿排列方面的问题，影响美观和咀嚼功能。宝宝若将舌头放在上下颌前牙之间会形成开𬌗，吐舌习惯的部位为牙弓侧方，则表现为相应的侧方开𬌗。开𬌗间隙多呈与舌外形一致的楔形间隙。

吐舌习惯的应对措施如下。

（1）教宝宝正常的吞咽方法。

（2）治疗扁桃体过大、慢性扁桃体炎、佝偻病等相关疾病。

（3）必要时可做腭刺、腭网或腭屏，同时训练正常的吞咽动作。

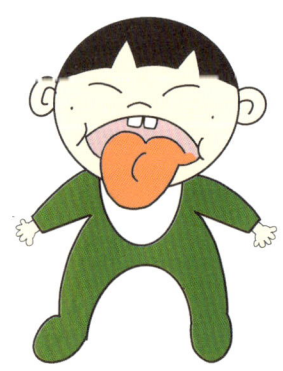

口呼吸有什么危害?

我们通常情况下都是用鼻子呼吸的,如果呼吸道出了问题,比如存在腺样体、扁桃体肥大及鼻炎等呼吸道疾病,会导致呼吸道阻塞,会习惯性地用口嘴呼吸。

首先,口呼吸会破坏鼻腔和口腔的气压正常平衡力,影响口腔与鼻腔的正常发育,从而造成鼻根部塌陷,以及牙弓狭窄、上颌前突、牙列拥挤等错𬌗畸形,影响面容。

其次,口呼吸的宝宝更容易反复出现呼吸道感染,降低自身免疫力。

最后,口呼吸常伴随睡觉打鼾,影响睡眠质量,睡眠质量差会影响宝宝的生长发育,会导致注意力不集中进而影响生活和学习。

如果发现宝宝睡觉打鼾、口呼吸,要及时就医,及早干预。

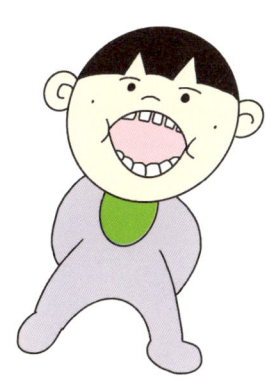

什么是腺样体面容？

腺样体又称为咽扁桃体或增殖体，随着年龄增长会逐渐退缩，至成人时则消失。但在儿童期，如果腺样体经常感染发炎而致肥大，腺样体向前发展可以阻塞后鼻孔，使鼻呼吸受阻；向两侧发展可以阻塞咽鼓管，使鼓室内的气压不能与外界相调节。存在此问题的宝宝可呈现特有的腺样体面容，表现为口呼吸、鼻根塌陷、鼻翼萎缩、嘴唇增厚、鼻唇沟变浅、上唇卷缩、牙列拥挤、上颌前牙前突、腭盖高拱等。

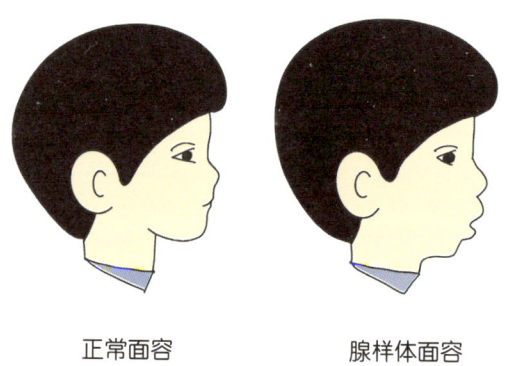

正常面容　　　　腺样体面容

为什么有的宝宝看起来一边脸大一边脸小？

这通常也叫大小脸，造成此面容的原因有偏侧咀嚼、单手托腮等。偏侧咀嚼习惯常由一侧后牙龋坏疼痛，或者一侧牙为残根、残冠而用单侧牙咀嚼所致。长期偏侧咀嚼习惯可使下颌的功能侧发育过度、失用侧发育不足，造成面部左右不对称。

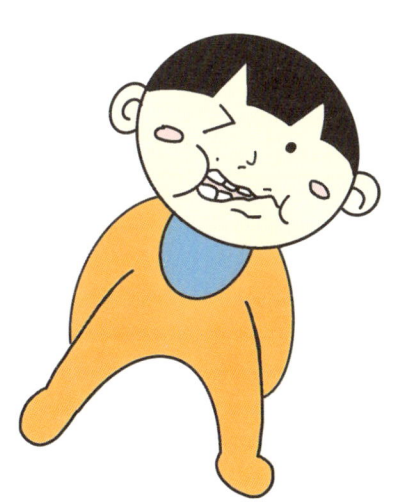

什么是深覆𬌗？什么是深覆盖？需要矫治吗？

深覆𬌗指咬合较深，若未发现前牙咬合创伤则无须治疗。若产生上颌前牙腭侧牙龈创伤，则可用活动矫治器（如前牙平面导板矫治器）解除咬合创伤。

深覆盖也是乳牙期咬合特征之一，若合并或继发口腔不良习惯，则需使用简单的活动矫治器进行阻断。若未合并其他问题则可暂不处理，可于恒牙期在诊断明确的情况下进行正畸综合治疗。

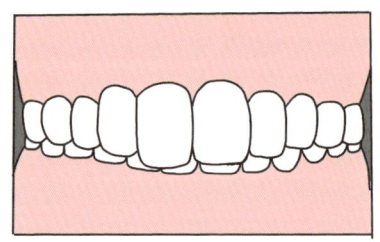

深覆𬌗

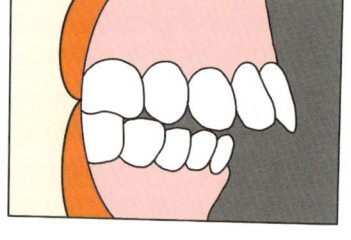

深覆盖

"地包天"什么时候开始矫治?

"地包天"即前牙反𬌗,前牙反𬌗一般会随着生长逐渐加重,因此,早期矫治尤为重要。乳牙列反𬌗的最佳矫治时期在 4~5 岁,疗程一般为 1~3 个月。一般认为乳牙反𬌗矫治后,如果没有遗传因素,恒牙期反𬌗的可能性很小。如果有遗传因素,乳牙反𬌗的矫治也对恒牙正常建𬌗有利。

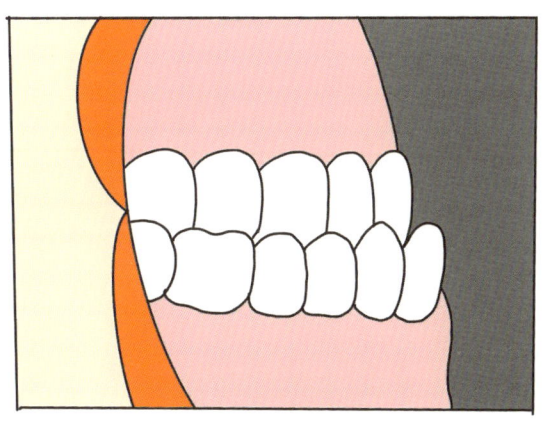

反𬌗("地包天")

"龅牙"什么时候开始矫治？

龅牙也叫前突，分为上颌前突和双颌前突，发病机制分为牙性、骨性及功能性。目前，对于前突宝宝的矫治时机及是否需要双期矫治要具体分析。

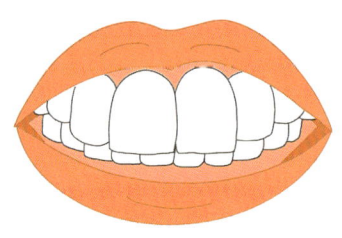

若宝宝存在咬下唇等不良习惯，造成上牙弓狭窄，继发下颌后退，要及早干预。

若宝宝没有上述情况，则可以在 11 ~ 12 岁恒牙替换完成后开始矫治。

夜间磨牙症需要处理吗？

夜间磨牙症是一种重复性的咀嚼肌活动，主要是在非功能状态下，咀嚼肌下意识地进行重复性剧烈收缩，引发牙齿紧咬或摩擦的现象。宝宝夜间磨牙症的发生与紧张、焦虑等情绪变化密切相关。

长期患有夜间磨牙症会导致牙齿表面损耗，同时也会导致关节的疾病（如颞颌关节紊乱），还可引起肌肉长期疲劳等。因此，患有夜间磨牙症的宝宝要尽早看医生。

目前，夜间磨牙症的临床治疗大致有咬合板治疗、心理治疗、药物治疗、物理治疗和正畸治疗等方法。

如何正确看待错𬌗畸形的早期矫治？

早期矫治时，牙𬌗关系正处于发育调整阶段，有的畸形特征未完全表现出来或表现不充分，常难以正确判断；有些情况属暂时性问题，应先观察，暂不矫治；有些问题若放任不管，可能会导致心理疾病并增加咬合创伤及龅牙畸形的发生率等。因此，要正确认识早期矫治，家长不要过度焦虑，也不能粗心大意，发现问题建议及时就医。

早期矫治主要包括：纠正不良习惯，进行牙列间隙管理（牙齿萌出异常、前牙反𬌗、后牙反𬌗）。

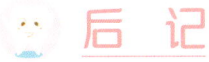 ## 后记

　　终于等到这本书出版的日子了，在筹备本书的半年多的时间里，我们团队反复推敲每一个问题的表述，核对每一个数据的准确性，甚至为一张插图的呈现方式反复讨论。作为编者，此刻既感到如释重负，又难免忐忑——这些凝结着无数心血的文字，能否真正帮助到那些为孩子口腔问题而焦虑的父母？

　　婴幼儿口腔健康常被视为"小事"，但正是这些被忽视的乳牙、被低估的口腔护理，往往成为影响孩子终生的健康基石。本书的编委大部分从医多年，见证过因及时干预而避免了严重龋齿的案例，也遇到过因忽视小问题而酿成全口龋齿、一发不可收的惨痛教训。这些真实的故事让我们愈发坚信，科学养育需要从第一颗乳牙开始。

　　特别感谢参与本书编写的 13 位口腔专家，你们用临床经验为理论注入温度，用真实的生活问答描述专业知识，用通俗的语言传递科学的理念——预防。而预防永远是医学最具性价比的行为和智慧。

最后，希望此书成为每个家庭幼儿口腔护理的常备指南，期待新手爸妈都能拥有"护牙从第一颗开始"的科学育儿观，也恳请读者朋友们包容书中未尽之处，多提宝贵意见。

路漫漫其修远兮，愿我们共同以科学为灯，照亮通往全身健康的旅程。

守护微笑，从"齿"开始。

编者
2025 年 2 月